# START

Short-Term Assessment of Risk and Treatability

「心配な転帰」のリスクと治療反応性の短期アセスメント

著
クリストファー・D・ウェブスター
マリールー・マーティン
ヨハン・ブリンク
トニア・L・ニコルス
サラ・L・デズマレ

監訳
菊池安希子

訳
菊池安希子，河野稔明，相田早織，岡野茉莉子，橋本恵理子

星和書店

# SHORT-TERM ASSESSMENT OF RISK AND TREATABILITY (START)

by

Christopher D. Webster
Mary-Lou Martin
Johann Brink
Tonia L. Nicholls
Sarah L. Desmarais

Translated from English
by
Akiko Kikuchi
Toshiaki Kono
Saori Aida
Mariko Okano
Eriko Hashimoto

**Version 1.1**

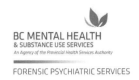

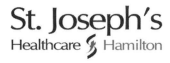

English Edition Copyright © 2004 and 2009 by BC Mental Health and Addiction Services, Coquitlam, British Colombia, Canada and St. Joseph's Healthcare Hamilton, Ontario, Canada.

Japanese Edition Copyright © 2018 by Seiwa Shoten Publishers, Tokyo.

「短期評価（被験者の現在の環境と仲間，およびこれらへの被験者の反応を調べることを可能にする）が，特に流動的で変化しやすい現在の社会状況においては，およそ出来そうにない長期評価よりも，はるかに信頼性が高そうだということを受け入れるならば，我々の失望は和らげられるかもしれない」

(Scott, 1977, p.140, 括弧内も原文まま)

「静的で背景となるリスク要因は，患者［または犯罪者，またはクライエント］の状態に関連する動的なリスク要因と組み合わせることができるが，臨床的評価においては暴力のリスクに影響するいかなる習癖や特質も考慮すべきである．アウトプットは，決して正確たりえないリスクの確率ではなく，リスクマネジメント計画となるだろう．包括的なリスクマネジメント計画は，リスクを詳細に記述し，その重大性と切迫度を推定し，リスクを上昇または低下させる要因を特定し，リスクをマネジメントするための行動を提示する．すべてのリスクが等しく重要とは限らないため，最後のステップは行動計画の構成要素に優先順位をつけることである」

(Maden, 2007, p.103, 角括弧内の語句を追加)

## Version 1.1 についての注釈

この構造的専門家ガイドの出版は，元となった2004年の包括マニュアル ver.1.0，コンサルテーション版，または簡易マニュアル（ver.1.0 および 1.1 の両バージョンにおける附録D）を差し替えることを意図したものではない．項目6（精神状態），7（情動の状態），および20（治療反応性）の一部内容を除いて，ほぼすべての変更は軽微である．全体的にいくつかの文体と引用の一部を変更し，数編の新しい参考文献を追加した．STARTに関連した2004年以降の発表や出版のいくつかについて言及を行った．

# 目　次

| | |
|---|---|
| Version 1.1 についての注釈 | 3 |
| 目次 | 4 |
| 表一覧 | 6 |
| 図一覧 | 6 |
| 謝辞 | 7 |
| まえがき | 9 |

## 1. START 包括マニュアル序説 — 11
　　適用範囲と目的 — 11
　　START の開発経緯 — 14
　　関連研究 — 16

## 2. 特定のリスク領域 — 19
　　暴力のリスク — 19
　　自傷のリスク — 20
　　自殺のリスク — 22
　　無断退去のリスク — 24
　　物質乱用のリスク — 26
　　セルフネグレクトのリスク — 27
　　他者からの被害に遭うリスク — 28
　　リスクの重なり：自分自身および他者に向けられた暴力の例 — 29
　　事例独自のリスク — 31

## 3. 評価方法の実際 — 33
　　使用場所と対象集団 — 33
　　START ガイドの使用法 — 33
　　評価者の資格要件 — 34
　　評価頻度 — 34
　　START ガイドの構成 — 35
　　評価期間 — 36
　　ストレングスと脆弱性 — 36
　　キー項目と重要項目 — 38
　　特徴的リスク兆候 — 39
　　T.H.R.E.A.T.（緊急対応必要性） — 40
　　特定リスクの推定 — 41
　　既往（ヒストリー） — 42
　　リスクコミュニケーション — 42
　　集団ベースの教育・治療プログラムにクライエントを振り分けるための
　　　START スコアの使用 — 43
　　START スコアを研究目的で使用する — 44

## 4. START 項目の説明とスコアリングのポイント — 45
- 1 ソーシャルスキル — 46
- 2 人間関係 — 48
- 3 就労 — 50
- 4 余暇活動 — 52
- 5 セルフケア — 54
- 6 精神状態 — 56
- 7 情動の状態 — 58
- 8 物質使用 — 60
- 9 衝動コントロール — 62
- 10 外的誘因 — 64
- 11 ソーシャルサポート — 66
- 12 物的資源 — 68
- 13 態度 — 70
- 14 服薬アドヒアランス — 72
- 15 ルールの遵守 — 74
- 16 素行 — 76
- 17 病識 — 78
- 18 計画 — 80
- 19 対処 — 82
- 20 治療反応性 — 84
- 21 & 22 事例独自項目 — 86

## 5. 現場への導入 — 87
- 実践ケーススタディ：英国の高度保安病院における導入 — 90

## 6. 臨床例 — 93

## 7. START 研究の概要 — 99

## 8. 概念的事項 — 115
- リスクの特異性 — 115
- 誰が——「個性記述的」対「法則定立的」評価 — 116
- 何を——行動の類型やリスクの性質 — 116
- 行動の確率 — 118
- いつ——どの期間内に — 120
- 条件付きリスク文脈——どの状況においてか — 121
- ターゲット — 122
- 暴力の動機づけ — 123
- リスクコミュニケーション — 124

## 9. 次のステップ — 125

参考文献 — 131
附録A：STARTと選別されたその他の評価ツールとの内容の重複 — 153
附録B：既往項目（ヒストリカル項目） — 163
附録C：臨床家は，報告書の中でどのようにストレングスや脆弱性を表現しているか — 165
附録D：START 簡易マニュアル — 171
附録E：START サマリーシート — 185
監訳者あとがき — 187

## 表一覧

| 表 1. | 評価点と精神医療審査会の判定との関係 | 101 |
|---|---|---|
| 表 2. | STARTの心理測定学的特徴 | 102 |
| 表 3. | 有害な転帰に対するSTARTの予測妥当性 | 103 |
| 表 4. | 評価者の自信レベル別にみた有害な転帰に対するSTARTの予測妥当性 | 104 |
| 表 5. | 評価の様式別にみた有害な転帰に対するSTARTの予測妥当性 | 105 |
| 表 6. | START合計点の構造特性 | 109 |
| 表 7. | 評価点と特定リスクの推定との関係 | 110 |
| 表 8. | 各評価期間の平均合計点 | 111 |
| 表 9. | 身体的攻撃の曲線下面積 | 111 |
| 表 10. | STARTを実用した臨床家の満足度 | 113 |
| 表 D1. | リスク，脆弱性，およびストレングスの評価において考慮すべき要因 | 182 |

## 図一覧

| 図 1. | クライエント1——高脆弱性／低ストレングス | 94 |
|---|---|---|
| 図 2. | クライエント2——高脆弱性／低ストレングス | 95 |
| 図 3. | クライエント3——低脆弱性／中ストレングス | 96 |
| 図 4. | クライエント4——低脆弱性／中ストレングス | 97 |
| 図 5. | 保安レベル別のSTART合計点 | 109 |

# 謝　辞

　著者らは，このガイドを現在の段階まで進歩させるのに協力した人たちに，謝意を示せることを喜ばしく思う．START に最初のきっかけを与えた功績の大部分は，聖ジョセフヘルスケアハミルトンの司法精神科サービスの古参の看護スタッフであった Connie Middleton のものである．Connie はその後，退職したが，彼女は START ver1.0 では，包括マニュアルの第5著者に挙げられていた．

　聖ジョセフヘルスケアハミルトンの司法精神科サービスの多くの人々が，START 開発に際して，コンサルタントとしての役割を果たしてくれた．その中には Dr. L. Augimeri, S. Brooks-Thornton, M. Cahill, Dr. G. Chaimowitz, J. Crandell, S. Dhillon, M. Donaldson, L. Harasym, L. Kaljaste, J. Kovacich, A. MacPherson, Dr. M. Mamak, Dr. J. Mamuza, N. Miller, R. Miller, L. Neli, T. O'Donnell, C. Oliveira-Picado, Dr. R. Padgett, V. Pelletier, M. Reitmeier, G. Santos, S. Stelmach, S. Taylor, S. Tromp, および R. Varma が含まれている．オンタリオ州キングストンのプロビデンス継続ケアセンター精神保健サービスの Dr. D. Simourd からは有用な助言が得られた．実践のセクションは Dianne Macfariane によって改訂・拡充された．学士取得と大学院進学との間に，START 指導者用マニュアルとワークブック（Desmarais, Webster, Martin, Dassinger, Brink, & Nicholls, 2007）の作成に助力してくれた Caria Dassinger には，特別の感謝を申し上げねばならない．その一部要素は ver 1.1 に織り込まれている．簡易マニュアルの整形と再整形の労を厭わなかった Stephanie Casey には，格別の感謝を捧げるものである．

　このプロジェクトが聖ジョセフヘルスケアハミルトンで最初に実践されたことは，Dr. Stephen Hucker と Melody Upshow による一貫した助力に負うところが大きい．Anne Howe もまた協力的であった．司法精神医療サービス委員会の中では，Dr. Emlene Murphy と Leslie Arnold のたゆまぬ関心と援助に感謝できることは喜ばしいことである．多数の精神科医仲間も助力と助言をくれた．その中には R. Lamba, M. Riley, D. McKibbin, L. Meldrum, W. Wanis, M. Ceresney, W. Widajewicz, および G. Gharakhanian の各医師が含まれる．ケースマネージャー，特に Clem Poquiz と Krista Field，ならびに数人のソーシャルワーカーからは，価値あるコメントと洞察が寄せられた．

　我々は，自殺の予測と評価に関する示唆に富む議論に対して，トロントウエスタン病院の Paul Links 教授にも感謝している．イングランドからはリバプールのアシュワース病院アシュワースセンターの Tony Crumpton より，ノルウェーからはブルセット地方病院の Kåre Nonstad より助力を受けた．

2004年のver.1.0の出版以来，ケベック州モントリオールにあるダグラス病院のAnne Crockerが寄せてくれた関心に，我々は励まされた．Crockerとその同僚は，包括マニュアルのver.1.0をフランス語に翻訳し，実用に乗りだした．オランダのアッセン病院（Karel t'LamとMarike Lancelが統括）とノルウェーのブルセット地方病院（Kåre Nonstad と Erik Kroppan が統括）の同僚は，簡易マニュアルをそれぞれオランダ語とノルウェー語に翻訳した．英国では，STARTの実用への取り組みが，Mike DoyleとQuazi Haque（Doyle, Lewis, & Brisbane, 2008 および Haque, Cree, Webster, & Hasnie, 2008を参照），またアシュワース病院のCaroline LoganとSteve Rose（p.85，実践ケーススタディを参照），ならびに聖アンドリューズヘルスケアのMarilyn Sherによって指揮された．米国では，Alex MillkeyとElena Balduzziが，オレゴン州立病院を通じて包括的かつ迅速な導入の先頭に立った．

# まえがき

　短期的なリスクの評価における，我々の初期の仕事は，当初，STAR（Short-Term Assessment of Risk）と呼ぶ枠組みを中心に据えていた．STAR は，聖ジョセフヘルスケアハミルトンの司法精神科サービス内での話し合いを調整するために用いられる簡易マニュアルとしてまとめられた．その後の2年間に，STAR には多数の小修正が加えられた．ある時点で「治療反応性」の概念が追加され，STAR は START（Short-Term Assessment of Risk and Treatability）と呼ばれるようになった．修正はさらに続けられた．最後の修正はコンサルテーション版の ver1.0 に含められた．簡易マニュアルの ver.1.1 は，本冊子では，附録 D として，直後に続く附録 E の START サマリーシートとともに掲載されている．おそらく，包括マニュアルの読者の一部にとっては，初めに簡易マニュアルを読み，それから全文に戻るのが好都合であろう．簡易マニュアルは，要約，もしくは要点総覧のようなものである．これは「どうやるか」についての必須の情報を含んでいる．最初にこれに目を通すことは，その枠組みが自分にとって，または自分が属している精神保健，司法精神科，矯正のチームにとって有用かどうかを判断する早道である．この後に掲載されている包括マニュアルは，言うまでもなく，START が依拠する歴史的，概念的基礎を理解するのに必須である．包括マニュアルの本文は，リスクアセスメント，リスクマネジメント，およびリスクコミュニケーションについての入門書になることも意図されている．これは，一部の者にとっては，単独でも価値あるものとなるだろう．

# 1 START 包括マニュアル序説

## 適用範囲と目的

　精神障害をもつ人々の攻撃性や暴力のリスクを，それなりの正確性をもって評価することが可能であるという考えは，科学的エビデンスや，このような人々のケアに従事してきた熟練した臨床家たちの意見に基づいている（Douglas & Webster, 1999; Litwack, 1997, 2001, 2002; Monahan et al., 2001; Monahan & Steadman, 1994; Quinsey, Harris, Rice & Cormier, 1998, 2006; Webster, Harris, Rice, Cormier, & Qulnsey, 1994; Webster & Jackson, 1997）．歴史的にみると，リスクアセスメントへのアプローチは幅広く，一方の極には，非構造的な臨床家判断に基づくモデルがあり，もう一方の極には，保険数理学的リスクアセスメントだけに頼るモデルがあった（Webster & Hucker, 2007）．より最近になると，静的要因（つまり，変えられない，過去の，不変の要因）だけでなく，動的要因（可変で，治療や周囲の状況によって多様で変動しうる要因）を考慮に入れるような，より統合的なアプローチが登場した．主として静的要因に頼る，あるいは静的要因のみに頼るリスクアセスメントツールの例としては，例えば，Violence Risk Appraisal Guide（VRAG, Quinsey et al., 1998, 2006）や Sex Offender Risk Appraisal Guide（SORAG, Quinsey, Lalumiere, Rice, & Harris, 1995）；Rapid Risk Assessment for Sexual Offence Recidivism（RRASOR, Hanson, 1997）；STATIC-99（Hanson & Thornton, 1999）などがある．こうした様々なアプローチ間の優劣についての論争は続いているが，今日では一般に，純粋に主観的な臨床的アセスメントのみに基づいた意見は，専門的かつ倫理的なリスクアセスメントの取り組みにほとんど役立たないと受け止められている（Hart, 1998; Litwack, 2001; Quinsey et al., 1998, 2006; Webster & Hucker, 2007）．

　近年，暴力全般，性的暴力，ドメスティック・バイオレンス（DV）のリスクをアセスメントするためのいくつかの臨床的な専門的ガイドラインが開発された（例．Forensic Inpatient Observation Scale, FIOS〔Timmerman, Vastenburg, & Emmelkamp, 2001〕や HCR-20〔Webster, Douglas, Eaves, & Hart, 1997〕；Sexual Violence Risk-20, SVR-20〔Boer, Hart, Kropp, & Webster, 1997〕；Spousal Assault Risk Assessment Guide, SARA〔Kropp, Hart, Webster, & Eaves, 1999〕；Structured Assessment of Violence Risk in Youth, SAVRY〔Borum, Bartel, & Forth, 2003〕；Risk of Sexual Violence Protocol, RSVP〔Hart, Kropp, & Laws, 2003〕；Early Assessment Risk List for Boys, EARL-20B〔Auglmeri, Koegl, Webster, & Levene, 2001〕; Early Assessment Risk List for Girls, EARL-21G〔Levene, Augimeri, Pepler, Walsh, Webster, & Koegl, 2001〕).これらのツールは，静的リスク要因だけでなく，動的リスク要因も考慮した上で，暴力行動のリスクについての統合的でバランスの良い意見を臨床家が形成できるように導く．北米，オーストラリア，欧州からの急増する妥当性研究によれば，こうしたアプローチが，ほとんどの場合，より構造化されない臨床家評価に比べ，それなりのレベルでより高い信頼性・妥当性があることを示している．これらのツールの成功をもとに，多くの司法管轄領域では，矯正機関や一般精神科病院，司法精神科病院を支援するために，構造的専門家ガイドをルーチンとして取り入れるようになっている．

構造的専門家判断（structured professional judgment: SPJ）ガイドの開発，実践，そして評価は，主に司法精神科におけるアセスメントに役立てることを念頭に行われてきた．特に，他者への暴力（例．暴力全般，性的暴力，配偶者暴力）のリスク評価とマネジメントに焦点が当たってきた．対照的に，SPJガイドを使って臨床的介入を系統立て，治療などの介入によって生じたかもしれない改善を指標化して示すための努力は，はるかに少なかった（Douglas, Webster, Hart, Eaves, & Ogloff, 2001を参照のこと）．既存のSPJガイドのほとんどは，主に，公衆の安全（例．HCR-20, SVR-20）や，潜在的に暴力的なクライエントから特定の被害者を保護すること（例．SARA），法律的意思決定を支援すること（例．法廷，司法精神医療審査会，精神医療審査会）のために，開発されてきた．司法精神科アセスメントにおいて，臨床家の注意のほとんどは，必ずと言ってよいほど，クライエント以外の者の利益に向けられてきたといえる．Heilbrun（2001）が述べているように，精神保健の専門家が司法精神科アセスメントを行う際，そのサービスを享受するのは，しばしば法廷や公的精神医療審査会なのである．さらに，これまでのリスクアセスメントガイドでは，クライエントのストレングスは，わずかにしか強調されてこなかった．多くのガイドに含まれる項目は「リスク」要因と呼ばれ，「保護」要因や「促進的」要因（Stouthamer-Loeber, Loeber, Wei, Farrington, & Wikstrom, 2002）にはほとんど注意が向けられてこなかった（但し，SAVRY, Borum et al., 2003は例外である）．加えて，長期的な暴力のリスクに比べると，急性の暴力リスクに対する注目は低かった（但し，例えばWatts, Leese, Thomas, Atakan, & Wykes, 2003は別なので参照のこと）．ほとんどの司法管轄領域において，精神保健専門家が招聘されるのは，強制的な精神科入院（つまり，精神疾患が原因で治療が必要と考えられる個人に対する非同意による入院）についての意見を求められる場合である．そのような専門家は，治療必要性，自傷他害の可能性，自分のケアをする能力の極端な欠如についてのコメントをしなくてはならない．さらに，告訴されつつも，裁判能力がないと判断されたり，心神喪失（Not Criminally Responsible on account of Mental Disorder: NCRMD）と判断されたりした者の観察や釈放にも，取り組まなければならないのである

(NCRMDは，カナダにおける心神喪失抗弁のこと．Desmarais, Hucker, Brink, & De Freitas, 2008を参照)．刑法，民法において，暴力リスクは，法廷，精神医療審査会や仮釈放委員会で検討される重要事項である．民法では，「介入の根拠は，社会ではなく個人のニーズに焦点を当ててきた」(Melton, Petrila, Poythress, & Slobogin, 1997, p.297; O'Connor v. Donaldson, 1975)．精神保健専門家には，徹底した精神保健評価（訳者注：鑑定など）を行う法的倫理的責任がある．クライエントの日々の治療とマネジメントのためには広範な臨床的問題を考慮に入れる必要がある．その中で，暴力リスクのマネジメントは，重要ではあるが，種々の問題のひとつにすぎない．一般精神科の文脈において特に重要なのは自身に対するリスク（つまり，自傷や自殺）である．司法精神医療（Gray, McGieish, Timmons, MacCulloch, & Snowden, 2003など）や矯正領域（Polvi, 1997など）においては言うに及ばず，一般精神科に勤務する看護師やソーシャルワーカー，精神科医，心理士らは，可能な限り十全に，クライエントの身体的心理的安全を確保することの重圧に絶え間なくさらされているのである．

このような問題をすべて考慮したことがきっかけとなってSTARTが開発された．その構想は，「通常の」臨床アセスメントを構造化すること（すなわち，精神障害の評価，治療の進捗のモニタリング，治療計画，将来的な自傷他害のリスクの推定を開始すること）を意図している．STARTが使用される文脈の特異性を認識する必要が生じる場合もあるが（つまり，一般精神科，司法精神科，矯正現場の区別や，入院か地域ケアかの区別など），著者たちは，様々なアセスメント課題（自傷他害のリスクの評価など）の間の共通性を強調することにした．

他の専門的ガイドと同様，STARTは，診断テストや保険数理学的アルゴリズムとしてよりは，備忘録として認識されるべきである．STARTは今後，時間とともにさらに進化し，構造的にも，まとめ方においても，洗練されていくと著者らは考えている．著者らは，STARTの使用を，クライエントを評価する能力をもち，かつ，同様のタイプの関連したガイドに馴染みのある，訓練された熟練した専門家に限定することを推奨する．

この臨床ガイドは，精神保健，矯正および司法精神科の専門家が，精神障害やパーソナリティに問題を抱えたクライエントに対し，他の構造化された専門的ガイドラインよりも包括的なかたちで援助を提供するのを支援することを意図している．STARTは，可能な治療的働きかけを考えるのに役立つアセスメント結果を提供することが期待される．STARTの目的は，精神健康状態の評価を整理し，治療を計画し，リスクに関連した情報伝達を正確に一貫して行うのを支援できるような構造的アプローチを提供することにある．特に，STARTは，自傷，自殺，無断退去，物質乱用，セルフネグレクト，対人暴力，そして他者からの被害に遭うことのリスクに関する意思決定についての情報を与えてくれるだろう．それは日々の治療とマネジメントに役立つはずである．この構想は，暴力リスクについての考慮が必要なアセスメントの際に特に使いやすいと考えられる（例．精

神医療審査会や司法精神医療審査会への報告など）．特定の種類の暴力のリスクが高いと判断された個人については，その暴力に適した測定ツールでさらに評価するべきである（性的暴力なら RSVP；配偶者暴力なら SARA など）．再評価を行うことで，臨床家は，精神健康状態，潜在的リスクや治療における変化に気づきやすくなることが期待される（例．HCR-20 の繰り返し評価と同様である．Webster, Douglas, Belfrage & Link, 2000 を参照のこと）．START 評価は，処遇の移行（訳者注：退院など）がなされる，あるいは考慮される場合には，再度実施されるべきである．

## START の開発経緯

1990 年代半ばに Chris Webster は，最終的には HCR-20 (Webster, Eaves, Douglas, & Wintrup, 1995) の出版というかたちで結実することになるプロジェクトに関わっていた．HCR-20 は，もともと司法精神医療の領域で開発されたが，まもなく，一般精神科，そして矯正領域においても使用されるようになった．HCR-20 第 1 版は，カナダやその他の国の特定の研究者たちから，いくらかのメリットがあるとみなされた．しかしながら，こうした専門家は，HCR-20 第 1 版の至らない点にも気づいていた．その後，そうした欠点を補ったかたちで HCR-20 第 2 版が出版された (Webster et al., 1997)．この第 2 版は，現在ではいくつかの言語に翻訳され，さらなる検証が続けられている（HCR-20 のもつ性質について，最新の知見を知りたい読者は，Douglas, Guy, Reeves, & Weir〔2008〕を参照されたい）．

HCR-20 第 2 版はある程度，受け入れられたが，さらなる改訂が必要となっている．選ばれた研究施設で，現在，新版の検証が行われている（訳者注：HCR-20 第 3 版は 2013 年春に出版された）．HCR-20 以降，主として 2 つの新しい開発が近年，行われた．まずは，前述の通り，構造的専門家判断の考え方が，より特定の人口にも適用されるようになった（例．若年男子用，EARL-20B, 2001；若年女子用，EARL-21G, 2001；思春期青年用，SAVRY；配偶者暴力用，SARA；性犯罪者用，SVR-20, RSVP．開発内容については，Bloom, Webster, Hucker, & De Freitas〔2005〕を参照のこと）．次に，リスクアセスメントをする際には，エビデンスに基づいたリスク予防およびリスクマネジメントの領域において，入手可能な最良の臨床的知識を考慮するべきであることが，ますます明らかになってきた．少なくとも，理論的には，構造的アセスメントの利用と，エビデンスに基づく実践をすることは，リスクマネジメントの課題を楽にしてくれるはずである．HCR-20 コンパニオンガイド (Douglas et al., 2001；『HCR-20 コンパニオンガイド』星和書店, 2007) は，HCR-20 の発展に貢献した世界中の人々に対し，動的，かつ，現在および未来志向の C 変数と R 変数（例．洞察，衝動性，症状，遵守）を活用することで，いかにして「効果的な」治療や介入の計画を立てることができるかを説明するための資料を提供するために企画された．

さて，ここでSTARTがどのようにして生まれたかを説明する必要があるだろう．最初のきっかけは，聖ジョセフヘルスケアハミルトンの司法精神科サービスにおいて始まった．STARTへの取り組みが始まる前，臨床家たちは，定期的な治療チーム会議の際，Brief Psychiatric Rating Scale（BPRS, Overall & Gorham, 1962; Lukoff, Nuechterlein, & Ventura, 1986）を使って議論をしていた．BPRSにも有用性はあったが，以下の2つの明確な欠点があった：（1）個別の臨床家たちはBPRS項目の基本的な定義を，明らかに参照しなくなっていた（すなわち，評価者間信頼性は，おそらく許容できないレベルになっていた）．そして，（2）項目は，おそらく一般的な精神科症状をかなりよく網羅していると考えられたものの，自傷や他害の潜在的なリスクの問題を扱えていなかった．多職種間のディスカッションを焦点化させるためには，別の構想が必要であったため，START簡易マニュアル第1版の原著者の最初の4人（Connie Middleton, Joelle Mamuza, Mary Lou Martin, Chris Webster）が，エビデンスに基づいた構想を練るために定期的に会合をもつようになった．著者の2人（C.M.とM-L.M）が，司法精神科の現場だけでなく，一般精神科における広範な看護経験をもっていたことが役に立った．20の動的項目とその説明が，簡易マニュアルに記載された．ワーキンググループのメンバーの何人かは，当初から，最終的なスコアリングシステムの中にはリスク評価に加えて，肯定的で社会復帰促進的な特徴やストレングスの評価が含まれるべきであると認識していた．ガイドの草稿を手にして，ポートコキトラム司法精神科病院の協力者（J.B.とT.L.N.）が，STARTの予備的検証を開始した．彼らもまた，STARTを開発・検証し，ガイドの文章を全体として整える協働作業に加わることとなった．ハミルトンのCarla Dassingerとポートコキトラムの Sarah Desmaraisは，プロジェクトが進む中で，共同開発者として加わるようになった．

　HCR-20は，臨床家や研究者が対人暴力のリスクがどこから生じているかを「同定する」のを援助することを意図したツールである．STARTは，このHCR-20と独立したツールではない．ひとつには，著者の1人（C.D.W.）が両方の開発に関わったからだが，より根本的な理由があった．つまり，ある意味でもっと特化された構想が別に必要とされていたのである．というのも，当時の考え方からすれば，我々が設定した目標（つまり，開発した構想は，一般精神科，司法精神科，矯正領域の3タイプの現場で使えること，他害リスクだけでなく自傷・自殺リスクも扱えること，肯定的保護的要因のアセスメントを含むこと）を達成するためには，特定の種類の項目を含めるべきであることが明らかだったのである．検討したアセスメントツールの中には，我々の目的に部分的に沿ったものもいくつかあったが，十分に満足のいくものはなかった（簡潔な説明については附録Aを参照のこと）．

　現在入手可能な出版済みの構造的ガイドの中では，HCR-20のC尺度とR尺度が，本書で提供しているSTARTに最も近いといえる．しかし，STARTはHCR-20に置き代

わるものではない．HCR-20には，独自のエビデンスがあり，研究の数は現在も増加を続けている．これに対し，STARTの信頼性・妥当性を判断するための努力は始まったばかりである．STARTでは，過去，現在，未来を考慮することが可能だ．例えば，HCR-20のヒストリカル項目である「雇用問題」項目を，現在と未来の文脈で検討する．そして，HCR-20のリスクマネジメント項目のひとつである「コンプライアンス」（R4項目）を，「ルール遵守」と「服薬アドヒアランス」の2つの要素に分けたことに価値があるかもしれない．また，STARTスコアリングシートのデザインには，かなりの努力が投入された．STARTは，ストレングスとリスク，そして，例えば特権レベルの設定といった適切な介入やマネジメントに関するディスカッションを活性化することを意図している．目指しているのは，STARTを検証しやすく，さらに進化させやすくすることである．

## 関連研究

　最近の研究を簡潔にレビューすることによって，既存の構造的意思決定ツールの中でSTARTがどのような位置づけになるのかが明確になるだろう．まず，我々の意図しているのが，*急性*リスクの評価であり，治療チームのディスカッションや意思決定，コミュニケーションを改善することにあることから，STARTの基本項目は，治療や介入の対象にできる動的変数のみで構成されている．次に，既存の構想と異なるのは，ひとつの包括的ツールで，臨床家や治療者チームが直面している多様な臨床的課題に取り組むための構造的ガイドラインを提供しようとしていることである．

　ヒストリカル要因の争う余地のない重要性を軽んじるつもりはないが，最近の研究からは，*特性*（例．サイコパシー——PCL:SV, Hart, Cox, & Hare, 1995; PCL-R, Hare, 2003）やヒストリカルなリスク要因を強調する測定ツール（例．HCR-20, Webster et al., 1997）は，急性の暴力リスク（McNiel, Gregory, Lam, Binder, & Sullivan, 2003など）や，軽度の攻撃性（すなわち，傷害に至らない暴力や武器を使用しない暴力など．Skeem & Mulvey, 2001を参照）の予測にはあまり役に立たないことが示唆されている．精神科短期入院病棟において，McNielら（2003）は，50人の身体的暴力傾向のあるクライエントと，属性をマッチングした50人の暴力傾向のないクライエントに対して，HCR-20, PCL:SV, およびMcNiei-Binder Violence Screening Checklist（VSC, McNiel & Binder, 1994）を使って，準前向き研究を行った．VSCは潜在的な急性暴力リスクをアセスメントすることを意図した5項目から成るツールである．入院期間の中央値は9.5日であり，暴力は，他者に対する身体的攻撃として操作的に定義された．長期フォローアップを含む研究からの結果（Douglas et al., 1999; Nicholls, Ogloff, & Douglas, 2004; Skeem & Mulvey, 2001など）とは対照的に，暴力を予測するロジスティック回帰分析では，HCR-20のC尺度とVSCだけが，それぞれ独立に有意に効い

ていた．このことから，この2つの変数は，短期的な暴力リスクのアセスメントの際には，補完し合うと考えられた．McNielと同僚たちは，ヒストリカル要因（例えばHCR-20のH尺度）や特性（例えばPCL:SVで測定されるサイコパシー）よりも，活発な症状のほうが，急性の暴力リスクには関連が強いと結論づけた．

　STARTは暴力，自傷，自殺，物質乱用，被害，セルフネグレクト，無断退去に関連した意思決定を導くことを意図しているという意味で，既存の臨床ガイドとは一線を画している．自分に向けられた暴力と，他人に向けられた暴力の関係は，比較的軽視されてきた研究領域である（Hillbrand, 1995）．過去10年間，この2つのタイプの攻撃性の共存に対する科学的な検討が求められてきたにもかかわらず，研究は不足している（Feinstein & Plutchlk, 1990; Hillbrand, 1992, 1995; Kendall & Clarkin, 1992; Milroy, 1993）．さらに最近では，クライエントの暴力リスクに加えて自殺や自傷のリスクについても判断が必要だという意見があるにもかかわらず，研究は少ない（Hillbrand, 2001; Unks, Gould, & Ratnayake, 2003）．こうした特定のかたちの攻撃性の重複を説明するために，いくつかの理論的枠組みが提唱されてきた（総説についてはHillbrand, 2001を参照のこと）．Shaffer（1974）は，発達的な視点を強調し，物質乱用や対人関係困難に特徴づけられる，自他に対する暴力への共通経路を指摘した．PlutchlkとvanPraag（1994）のモデルでは，動物行動分析学的進化論的視点を反映している．彼らは，自分への攻撃性と他人への攻撃性には多くの共通するリスク要因（例．喪失，脅威，困難）があることを主張している．他のモデルでは，セロトニンと攻撃性の間のつながりに焦点を当てている（Coccaro, 1995など）．Beck（1999）は，主として認知的な観点から，認知の歪みが自殺行動も対人暴力も説明するとしている．

　我々の立場を総括するには，最近のGrayら（2003）の研究を引用するとよいかもしれない．Grayらは，英国の2つの中等度保安病棟に入院中の司法精神科患者（$n = 34$）に対して，いくつかのアセスメントツールを用いた．使用したのは，HCR-20のH尺度とC尺度（HC-15），BPRS，Hare PCL-R，および20項目版ベック絶望感尺度（Beck Hopelessness Scale〔BHS〕, Beck, Weissman, Lester, & Trexler, 1974）である．彼らは，病棟内の攻撃性と自傷行為を毎週，3カ月間，測定した．身体的攻撃については，BPRSとの相関が$r = 0.61$（曲線下面積AUC = 0.84）であった．次に相関が高かったのはHC-15で$r = 0.53$（AUC = 0.81），そしてPCL-Rでは$r = 0.35$（AUC = 0.70）であった．いずれの相関も，統計的に有意であった．BHSスコアは，身体的攻撃をアウトカム変数にしたときには，有意な関連を示さなかった（$r = 0.18$，AUC = 0.53）．言い換えるなら，対人暴力を予測するために作成されたツールは期待通りの結果を示したが，自傷を測定するために含めた唯一の尺度は，対人暴力の予測力をもたなかったことになる．にもかかわらず，この同じ尺度（BHS）は，自傷という標的行動に対しては有意な相関を示した（$r = 0.67$，AUC = 0.86）．自傷をアウトカムにした場合，他の3つの尺度は，どれひとつとし

て有意な関連を示さなかった．この結果を出すために，Grayらは4つの尺度の計71項目を用いている（HC-15 = 15項目；Hare PCL-R = 20項目；BPRS = 16項目；BHS = 20項目）．STARTは20項目，および，強く推奨される10のヒストリカル項目（既往項目）から構成されている（附録Dの表D1参照のこと）．今後の研究で解決すべき問いは，30程度の定義づけされた項目で，Grayら（2003）の結果を追試，あるいは超えることができるのだろうか？　ということだ．

## 2 特定のリスク領域

### 暴力のリスク

**暴力の定義：**このガイドにおいては，暴力を，「他者への危害の既遂，未遂，または脅迫」と広く定義する．これは，HCR-20（Webster et al., 1997, p.24 参照）の暴力の定義を修正したかたちの定義である．この修正により，我々が，START においては，暴力を，危害を広い文脈で捉えたもの，として考えることに関心があることを強調している．

例えば，マッカーサー暴力リスク評価研究（Monahan et al., 2001）のように，脅迫行動は，脅迫時に手に武器を持っている場合にのみ暴力とみなすなど，より厳密な定義を用いることも可能である．しかし，著者らは，暴力的に行動しようとする明確かつ真剣な意図が伝わるような，疑う余地のない暴力の脅迫については，すべて，暴力に含めるべきだと主張したい．START の趣旨は，危害を及ぼす行動の潜在的可能性を評価する際のガイドになることであるため，過度に限定的な定義を使うアプローチが有益だとは考えていない．もちろん，研究者なら，何が「暴力の事例」を構成するかを判断するのに，より厳密な定義を採用するかもしれない．しかし，我々の目的は，ここに示す解説によって，臨床家が，START を現場で実際に使うことを支援することにある．

**「重大な脅威がある」とは：**ほとんどすべての近代国家は，精神障害をもち，自傷他害のおそれがある，あるいは，自分のケアをする能力に重大な障害がある者たちに対する民事拘禁（訳注：強制入院）を許容している（Melton et al., 1997）．司法制度によって定義は多様であるが，他者への暴力のリスクを評価するときに多くの国が「『身体的』危害のリスクが相当あるという根拠」（p.308）を求めていることに Melton ら（1997）は注目した．近年，重大な脅威の意味は，慣習法において，またこの領域の解説者によって明確化されてきた．例えば，司法精神科対象者の拘留に関してカナダ最高裁判所は，*Winko* 対ブリティッシュコロンビア州（Forensic Psychiatric Institute, 1999）の中で，刑法典セクション 672.54 は，心神喪失の被告人について危険性を推定するものではなく，危険性がないことを証明する負担を被告人本人に課すものではないという判決を下した．裁判所は命令を，被告人にとって最も負担と制約が少ないものにしなければならない．このことから，被告人が公衆の安全に重大な脅威を引き起こす根拠について，積極的な所見がない限り，完全な釈放

が命令されなければならない．

　何人かの著者は，暴力のリスク評価に関連する基準を明らかにし，臨床家および政策決定者に，クライエントの暴力リスクを評価するために意味のあるアウトカム変数が何かを考えるよう促してきた（例．Litwack, 2001; Melton et al., 1997）．解説者たちは，暴力リスク評価に際しては，少なくとも３つの変数，すなわち，（１）重症度，（２）切迫性，（３）蓋然性，を考慮すべきことについて合意しているようだ（例．Litwack, 2001; Melton et al., 1997）．重要なアウトカム変数について，Litwack（2001）は，「運用可能な基準は，『将来のどこかの時点で起こる，あらゆる種類の暴力』とはならないだろう．適切な基準はむしろ，『予見されていたのであれば拘留の継続を正当化したであろう，十分に近い将来に起こる十分に深刻な暴力』である」（p.432）とした．

## 自傷のリスク

> 「自傷が稀な出来事ではなく，罪悪感，恥，不安，抑うつ，自己嫌悪，そしてコントロール喪失感と非現実感を伴いうることからすると，自傷を調べ損なうのは，不幸なことである」
> 
> (Vanderhoff & Lynn, 2001, p.92)

　**自傷の定義**：自傷は，「明白な自殺の意図がなく自身の身体を意図的に傷つけること」を含む行動の「総称」（Vanderhoff & Lynn, 2001, p.92）である（Klonsky, Oltmanns, & Turkheimer, 2003, p.1501）．自傷という用語は，一般的には医療的注目を要しないような，ごく軽度から中等度の損傷を引き起こす「微妙な」行動（例．抜毛，軽微な切創）から，通常は医療的注目を要するような，広範で致死的になりうる損傷を引き起こす深刻な自傷（例．性器切断，眼球えぐり）まで，多様な行動を網羅する（Vanderhoff & Lynn, 2001）．

　自傷は自殺とは別個のものである．とはいえ，自傷をする者では，しない者よりも自殺リスクはより高い．自傷をしているクライエントは，自傷を，それ自体で完結した行為であると説明し，これは，自殺未遂という捉え方とは対照的である（Vanderhoff & Lynn, 2001）．実際，自傷をしてきた者たちはしばしば，自分の行為が偶発的に死を招くことへの恐れを語る（Himber, 1994; Vanderhoff & Lynn, 2001）．自殺未遂から回復した患者がしばしば苦悩を訴える（Vanderhoff & Lynn, 2001）のに対し，自傷をするクライエントでは，死ぬ意図はないと述べ（Simeon & Favazza, 2001），しばしば（ストレスや不安からの）安息をもたらすと語ることからすると，自傷は自殺とは質的に異なるものである．さらに，この２つの自殺周辺行動（自傷と自殺）の手段は，しばしば異なる．例えば，頭部殴打や抜毛は，自傷によくある形態である．過量服薬は自殺によくある形態である．これらが逆転して用いられることは稀だ．ことによると，自傷が自殺と明確に区別されることの最もわかりやす

い根拠は，これらの行動の片方または両方をしたことのあるクライエントが報告する動機の違いかもしれない．

　*動機*：クライエントがその行動をとった理由を理解することが，適切な介入を選択するためには不可欠である．自殺未遂と，自殺目的でない自傷とでは，クライエントが説明する理由は，しばしば重複するものの（例．過度の陰性感情または苦悩），識別可能であることが研究によって示されている（Brown, Comtois, & Linehan, 2002 を参照）．自傷をする人は，トラウマを表現すること，注意を引くこと，緊張または苦痛からの安息を得ること，感情や気持ちを示すこと，または罰することに動機づけられていると語る．Brown ら（2002）は，女性75人のサンプル（白人が84％，境界性パーソナリティ障害の診断，複数の自傷行為歴，精神病がない）において，自殺未遂と自傷とでは，その理由は，どちらも陰性感情の解放に関連する傾向があるものの，明確に異なると結論づけた．先行研究と同様，Brownらは，直近の自傷のエピソードが，怒り，自己処罰，気そらし，または「正常な」感覚になろうとする試みに関連することが多いことを発見した．これは，他者を「幸せに」する試みに関連することが多かった自殺未遂とは対照的であった．差異が交絡要因によるものではないという確証を得るため，著者らは被験者内比較も行った（すなわち，同一回答者で自傷と自殺の動機を比較した）．同一人物において，直近の自殺企図と直近の自傷エピソードとを比較したところ，2つの自殺周辺行動の形態の間で差のなかった自己処罰を除いては，被験者間比較の結果が再現された．自傷に対する理由づけのパターンにより，80％のケースで回答者が自傷者と自殺企図者に正しく振り分けられた．

　自傷は多様な動機を反映し，人によって異なる機能をもつ（Brown et al., 2002; Vanderhoff & Lynn, 2001; Warm, Murray, & Fox, 2003）．クライエントはしばしば，自傷行動を，怒りを表現し，注意を引き，苦痛や緊張を解放するための手段であると報告し，自傷することなしには，怒りを表現したり，コントロール感をもったり，アイデンティティの感覚を取り戻すのは難しいと述べる（Brown et al., 2002; Vanderhoff & Lynn, 2001; Warm, Murray, & Fox, 2003）．自傷は，ある側面については相当の合意があるが（例．それが緊張の解放または対処方略の一形態であるということ），ほかの説明をめぐってはかなりの論争がある（例．注意の希求，〔他者の〕操作）（Jeffery & Warm, 2002; Warm et al., 2003）．「自傷が自殺念慮や自殺行動と一線を画しうるという事実は，自殺の可能性をルーチンで評価することが，自傷行動を突き止めるのには十分ではないことを強く示唆する」（Vanderhoff & Lynn, 2001, p.94）．

　*基準率*：一般人口の約4％は故意の自傷を経験しているという（例．Briere & Gil, 1998; Klonsky, Oltmanns & Turkheimer, 2003）．Vanderhoff と Lynn（2001）は，自ら行った文献レビューに基づき，自傷率が，臨床サンプルでは21～61％であり，青年期で最も高い頻度を示すと推定した．自傷をしている人の割合は，上昇しているかもしれないことを示唆するエビデンスがいくつかある（例．Hawton, Fagg, Simkin, Bale, & Bond, 1997）．

*評価とマネジメント*：自傷の機能または動機を正しく理解することは，介入戦略を立てるのに有用である．評価者は，自傷の意図が複数の要因によって決定されたかもしれないことを認識することが不可欠である．怒りや緊張を解放したり，感覚を呼び戻すために自傷を用いているクライエントには，それらの目的を達成するための代わりの方法を教えることができる．解離を軽減する試みとして自傷を用いている患者や，児童虐待または外傷体験の既往があるクライエントには，PTSD の治療が有益かもしれない．自傷を理解するひとつのモデルは，それが感情調節の手段であることを仮定している．

自殺（Range & Knott, 1997）および暴力の予測と同様，自傷リスクの正確な評価は達成困難な目標であることが証明されてきた（例．Chitsabesan, Harrington, & Harrington, 2003）．特に，スタッフが否定的な態度をとったり，クライエントの視点に立った自傷の原因や目的を理解できなかったりすると，適切なケアや，自傷行動のマネジメントに相当な支障となりうる（Crawford, Geraghty, Street, & Simonoff, 2003; Jeffery & Warm, 2002; Warm et al., 2003）．START の項目についての解説とコード化の説明の中に，我々は，適宜，各項目と自傷との関係についての考察を含めるように努めた．自傷はしばしば繰り返されるものであることに注意するのは有益かもしれないが，予測できるものでないことを認識しなければならない．このようなことから，我々の意図は，この問題への気づきと感受性を上げ，自傷に関連するとされている要因の体系的な考慮を確実にしてもらうことにある．

Vanderhoff と Lynn（2001, p.92-93）の「傷害はするが殺害はしない意図をもって，自分で行う直接的な身体損傷行為」という自傷の定義は，START において「自傷」が意味している内容にかなり近い．START の自傷では，物質乱用（START では項目のひとつとして，および，特定リスク領域として直接的にカバーされている．p.26 参照）および見境のない性行動（これは，該当すれば事例独自項目として記録されるか，何らかの特異的な前兆となっているなら特徴的リスク兆候としても記録されるだろう）のような自己破壊的行動を除外する．同じく，この自傷の定義から除外されるのは，Vanderhoff と Lynn（2001）が「健康で安心な生活を送ることへの著しい無頓着」（p.93）と称するものである．これは START では，セルフネグレクトという独立した特定のリスク領域としてカバーされている．臨床家は「自傷の評価は，熟練した臨床家にさえ，手ごわい作業であることがわかるかもしれない」（Vanderhoff & Lynn, 2001, p.96）ことを忘れないようにしたい．傷はしばしば，まず見えないように隠されており，たとえ見つかったとしても，ないとは言い切れないような説明をされるかもしれないのだ．

## 自殺のリスク

**自殺の定義**：我々は，自殺行動を Links ら（2003）に従って定義する．Links らは自殺行

動を3つの要素，すなわち自殺，自殺未遂，そして自傷行為から成り立っているとみている (p.302)．彼らは我々と同じように，O'Carroll, Berman, Maris, Moscicki, Tanney, Silverman の先行研究 (1996) に倣って，自殺の定義を「その人が自分自身を殺害することを一定程度（ゼロではない）意図していたという根拠が（明示的にせよ暗示的にせよ）存在し，死に至る転帰を伴う自傷行為」(p.302) としている．Links らによれば，自殺未遂は「その人が自分自身を殺害することを一定程度（ゼロではない）意図していたという根拠が（明示的にせよ暗示的にせよ）存在する，死に至らない転帰を伴う自傷行為」と定義される (p.302)．

*基準率*：一般人口における自殺率は約 0.01％であると推定され (Hoyert, Kochanek, & Murphy, 1999)，精神疾患患者では，推定基準率は一般人口におけるリスクの100倍に跳ね上がる（すなわち1％，Brown, Beck, Steer, & Grisham, 2000 を参照）．疫学的キャッチメントエリア調査（例. Swanson, Holzer, Ganju, & Jono, 1990）のデータでは，自殺のオッズ比（すなわち，所与の集団におけるリスクが一般人口におけるリスクの何倍になるか）が気分障害で20，統合失調症で8，パーソナリティ障害および不安障害ではいずれも7であることを示している．自殺は統合失調症を有する人の死亡原因の首位である (De Hert, McKenzie, & Peuskens, 2001)．「統合失調症の全患者のおよそ50％は自らの生命を奪おうとし，推定10％は生涯のうちに実際に自殺を遂行する」(Lindenmayer et al., 2003, p.161)．

*予測と評価*：自殺は，実に多様な要因に影響を受ける基準率の低い行動である．これは，自殺が個々のケースにおいて予測できないことを意味する (Cochrane-Brink, Lofchy, & Sakinofsky, 2000)．しかしながら，評価尺度は自殺リスクの推定値を与えてくれるため，クライエントのマネジメントの補助として用いることができる (Cochrane-Brink et al., 2000)．Cochrane-Brink らは，「自殺予測」尺度は知られているだけで20以上あるが，これらの尺度の中で妥当性が確認されているものはわずかであると解説している．既存ツールの主たる目的は，自殺に関連する要因について確実で適確な評価を行うこと，および，リスクが高いクライエントが十分な見守りを確実に受けられるようにすることである．例えば，矯正施設における精神健康のスクリーニングは，獄中自殺の頻度を相当に低下させ，自殺企図者が救急搬送を要する確率を低下させることがわかってきている．START は，発見，予防，およびマネジメントの流儀に従っている．我々の目標は，既知の危険因子に対する体系的な配慮が確実に行われるようにすることである．

De Hert ら (2001) は，一般人口において自殺と関連する要因の多くが，精神疾患患者の自殺の評価にも関係することを報告した．具体的には，重要な人物を失うこと，過去の自殺未遂歴，致死的な方法による過去の自殺未遂である．特有の予測因子，例えば，対照群と比べて知能指数が高いことは，統合失調症の発症によって経験する数々の喪失を正確に予測していることを反映しているのかもしれないと De Hert らは報告している．

Pokorny（1992）は，ヒューストン精神科病院に入院した連続4,800人のクライエントを対象とし，5年間追跡した前向き研究の中で，「自殺に有意に関連する情報項目の一つひとつの得点を知ることができるという事実にもかかわらず，自殺をするであろう特定の人物を，役に立つほどの精度で突き止めることを可能にしてくれる項目や項目の組み合わせを，我々は何も持っていないと結論せざるをえない」(p.127)と述べた．Pokornyはさらに，日々の臨床の中で生じる重要な差し迫った臨床的課題というのは，長期的な研究の中で見えてくる課題とは異なると述べている．実際，自殺の短期的予測は「本質的に研究不可能」(p.128)であると断じている．というのも，介入を差し控えることはできないし，緊急事態においては「気分についての詳細な量的評価を得たり，自殺の恣意性や，希望もしくは絶望の程度を判定したりすることは，実際的でないからである．このような短い時間的枠組みの中では，そもそも予測という概念すら当てはまらず，むしろすでにここにある自殺の危機を見きわめるという，予測とは異なる考え方と臨床的技能を要する作業が求められる」(p.128)．

　自殺行動の評価に関しては，よく確立され，一般に受け入れられている尺度がたくさんあるが，これぞという尺度はない．近年，研究が爆発的に増加している．RangeとKnott（1997）は20の自殺評価尺度の包括的レビューを発表し，推薦情報を提供している．尺度が多いだけでなく，役立ちそうな頭字語（訳者注：評価ポイントを忘れにくくするための頭字語）には事欠かない状況である（例．Pattersonらによって提起されたSAD PERSONS，Patterson, Dohn, Bird, & Patterson, 1983）．ひとつの重要な発展は，自殺リスクの評価のための構造化された専門的判断（SPJ）ガイドが開発されたことである（Bouch & Marshall, 2003を参照）．

　人口統計学的特性および類似の静的リスク要因は，自殺行動の予測またはマネジメントに対して有用な情報をほとんどもたらさない（Bonner, 1992; Polvi, 1997; Toch, 1975; Zapf, 2006）．これは，施設で処遇されている集団においては，自殺を予測する特性の多くが，集団の多くの人に共通している（例．男性，未婚または離婚）という事実に部分的には起因する．また，多くの特徴は，自殺未遂者や自傷をする人に共通しているのである（例．Ivanoff, 1989）．前述のように，自傷と自殺を区別する必要があるが，自傷の既往が自殺リスクを高めることもまた事実である（Haycock, 1989; Ivanoff, Jang, & Smyth, 1996）．

## 無断退去のリスク

　**無断退去の定義**：無断退去とは，「決められた制限や治療的助言に反して，病院またはその他のサービスから，クライエントが脱走すること」と定義される．国立患者安全局（2006）は「脱走とは，患者が……許可なく病棟を去ったり，外出・外泊時の期間を守らな

## 2 特定のリスク領域

かったりする場合に該当し……患者に脆弱性があり，自傷他害のおそれがあることから，そのような出来事は，患者の安全管理問題として扱われる」と述べている (p.46)．クライエントによる無断退去のリスクの評価は，アセスメントおよび継続的観察の重要部分である．無断退去は，自傷他害リスクの上昇を招く可能性があるため，臨床的に重要なリスクである．

Falkowski, Watts, Falkowski, Dean (1990) は，無断で病院を退去した連続100人のクライエントについて調査したところ，サンプルの45％が統合失調症と診断されており，躁うつ病（17％）が次いでいた．49％のクライエントが，前の病院の入院中にも無断退去歴を有していた．クライエントが挙げた無断退去の理由は，他患からのストレス（19％），妄想信念に苦しんで（19％），自宅が心配だった（18％），入院にまつわるスティグマ（17％），スタッフに対する嫌悪（13％），食事（11％），家族が心配だった（10％），病棟が嫌だった（8％），プライバシーのなさ（7％）が含まれた．無断退去して行った先は，自宅（48％），特定の場所（19％），無目的な彷徨（16％）など，多様であった．サンプル中，1人のクライエントは，自殺目的で病院を退去し，1人のクライエントは自殺を遂げた．

Meehan, Morrison, McDougall (1999) は，77回の無断退去歴を有する51人の患者を前向きに調査した．大半が男性（58％），40歳未満（74％），強制入院中（78％）であった．診断別には統合失調症が最多であった（42％）．無断退去の約3分の1が，同じ患者による脱院の繰り返しであった．無断退去のリスクが最大となる時期は，入院の最初の7日間であることが判明した．クライエントたちは，無断退去に寄与した6つの状況的および環境的問題を挙げた．それは，退屈，興味をそそる活動がないこと，病棟の乱れた環境，入院の必要性についての認識，家庭の問題の心配，および無断退去から得られると思われた利得などであった．研究者らは，無断退去のリスク評価は，入院時およびその少し後に重点的に行うのがよいと示唆した．

Quinsey, Coleman, Jones, Altrows (1997) による調査では，脱走したことのある60人の男性の触法精神障害者と，退去したことない51人の男性の触法精神障害者とをマッチングして比較した．結果では，2群を比較したときに7つの動的変数に有意差があった．これらの7つの変数は，治療不遵守および向犯罪的心性，ならびに不快気分または精神症状に関連する項目を含んでいた．研究者らは，精神病症状および服薬不遵守のあるクライエントへの早期介入が，無断退去の確率を低下させるかもしれないことを示唆している．

Walshら (1998) によるアイルランドの後ろ向き研究では，無断退去をした95人の精神科患者の社会人口統計学的および臨床的特性を検討した．無断退去をした患者では，対照群に比べて，未婚であり（70％），統合失調症（40％）またはパーソナリティ障害（19％）の診断を有し，強制入院下にある（24％）者が有意に多かった．性差は認めなかった．患者の70％は，13時30分から21時00分までの間に病院から無断退去していた．

*評価とマネジメント*：無断退去リスクの評価は重要であり，文書化されるべきである．環境要因，経験要因，および既往要因が考慮されるべきである．例えば，クライエントの経験，法的状態，婚姻状態，診断，および無断退去の既往は，クライエントが無断退去する可能性を評価する際に，関連する要因となるかもしれない．無断退去リスクのマネジメントには，観察，クライエントの体験に対するスタッフの理解，スタッフの指導，教育，カウンセリング，心理療法，および特権レベルの適切化を含むかもしれない．

評価において考慮されるべき疑問は次のようなものである：無断退去歴はあるか？ クライエントの精神状態は無断退去の可能性を高めるか？ クライエントは無断退去することを考えることがあるか？ どのような内容を考えるのか？ それはいつから考えるようになったのか？ どの程度の頻度で考えるのか？ クライエントには実行に移す能力があるか？ クライエントの身体状態は無断退去の可能性を高めるか？ クライエントには衝動的行動の既往があるか？ 何がクライエントを無断退去に駆り立てるか？ 無断退去はクライエントにとってどのような意味をもつか？ 無断退去に対する計画はどのくらい出来上がっているか？ 時間や場所について具体的な計画があるか？ クライエントは無断退去の準備を進めているか？ その計画は実施可能か？ 無断退去によって，クライエントは何を目標としているか？ 他害，自殺，自傷，物質乱用，他者からの被害に遭うこと，およびセルフネグレクトといった，無断退去に関連する何かほかのリスクはあるか？

## 物質乱用のリスク

**物質乱用の定義**：DSM-IV-TR（American Psychiatric Association, APA, 2000）の基準と同じく，物質乱用のために，家族，社会，および職業上の義務を果たせないことについて考える．約1,000人の精神科患者を数週間にわたって地域で追跡したマッカーサー多施設研究（Monahan et al., 2001）において，暴力的事件の直前に54％が飲酒をしていたことが判明した．また，暴力発生の直前に，23％が違法薬物を使用していた．著者らは，一般人口と同様に，「アルコール使用は，これらの事件の標準的な特徴である」という（p.21）．この頻度の高さと比べると，事件時に妄想や幻聴があったことは重要性が劣る（それぞれ7％と5％）．これは有名でよく追試された知見であるため（例．Hodgins & Janson, 2002, p.130-131），将来の暴力の可能性を評価することに関心のある専門家は，物質乱用に陥る機会についても同時に考慮するのが賢明と思われる．物質乱用を考慮することの重要性は，自傷・自殺のリスク評価についても当てはまる（APA実践ガイドライン，2003，表1, p.4）．

# セルフネグレクトのリスク

**セルフネグレクトの定義**：食事，住居，医学的ケア，および衛生の軽視について考慮する．セルフネグレクトは，精神障害，身体疾患，物質乱用などの様々な要因に起因しているかもしれない．精神障害のあるクライエントは，一般人口と比較して，早期死亡のリスクを有している（Martin, Cloninger, Guze, & Clayton, 1985）．全般的な健康問題の発生率も，精神疾患患者では高いことが報告されている（Mccarrick, Manderscheid, Bertolucci, Goldman, & Tessler, 1986）．精神疾患を有するクライエントの評価および治療において，身体的健康状態は重要である（Holmberg, 1988）．

*評価とマネジメント．*周囲の状況に照らして，クライエントに劣悪な衛生状態，脱水状態，栄養失調，体重の減少または増加，転倒，または不適切な服装が観察される場合は，セルフネグレクトが明らかとなるかもしれない．セルフネグレクトは，クライエントの外見には表れないこともあるが，病院の外の彼らのいる環境を評価すれば明らかとなる．住居に水や暖房がないこと，食べ物がないこと，不衛生な生活環境，ホームレスであること，または住居がないことは，自分自身のケアができないことの，例証かもしれない．場合によっては，セルフネグレクトはそれほど明確に観察されないかもしれない．例えば，処方された薬物療法および食事療法に従わない糖尿病のクライエントであれば，身体と精神の両方を蝕む健康上の問題を，少しずつ悪化させていくかもしれない．

健康に影響しうる慢性疾患としては，例えば，糖尿病，心血管疾患，および喘息がある．慢性疾患と身体の障害はうつ病のリスクを上昇させる．クライエントの健康を損なうほかの状態としては，薬の副作用と肥満がある．クライエントのセルフネグレクトの可能性を評価するのに失敗すると，治療しなければ重篤な身体疾患，精神状態の悪化，または死を招くかもしれない精神医学的または医学的な状態を引き起こしうる．

クライエントが積極的に健康を維持するための行動や責任をとろうとしないことから，セルフネグレクトが明白となるかもしれない．しばしば，クライエントが健康的な行動に取り組むのを阻む障壁がある．クライエントが農村部または遠方の地域に居住している場合，ヘルスケアの障壁には，交通手段が含まれるかもしれない．

クライエントの健康状態およびセルフネグレクトのリスクを評価することは重要である．評価の中で考えるべき問いには次のようなものがある：自身の健康についてのクライエントの知識と認識力はどうか？　クライエントは精神障害，急性もしくは慢性の疾患，または何らかの身体障害を有しているか？　自分の健康状態に対するクライエントの認知的および感情的反応はどうか？　クライエントには，自分の健康状態に関連する適切な対策を講じる意欲があるか？　クライエントは症状を報告したり，症状に対して援助を求め

たりしたいと考えているか？ クライエントが自分の健康状態に関連する適切な行動をとらなければ，健康上どのような結果となるか？ クライエントに症状や病気がある場合，自分の健康を増進する行動をしているか？ アクセス可能な，または利用可能なヘルスケアに対する障壁があるか？ 要約すると，クライエントは健康問題を予防し，健康を増進し，健康的なライフスタイルを維持する術を知っているか？

## 他者からの被害に遭うリスク

**他者からの被害の定義：** 他者からの被害とは，暴力（クライエントに対する危害の既遂，未遂，または脅迫）を受けることを含め，あらゆる形態で被害者になることと定義される．被害と見捨てられ経験は，多くの精神科クライエントと受刑者の生涯を通じてよくあることである（例. Brekke, Prindle, Bae, & Long, 2001; Swanson, Borum, Swartz, & Hiday, 1999）．一般人口と重度の精神疾患を有する者との間で被害を受ける頻度を比較すると，精神疾患を有するクライエントが，暴力に対して格段の脆弱性があることがわかる．Goodman ら (2001) は，精神疾患を有する女性クライエントでは，過去1年間に暴力を受けたと報告する率が，一般人口における女性の16倍に及ぶことを見出した．Hiday, Swartz, Swanson, Borum, Wagner (1999) は，重度の精神疾患を有する者のサンプルにおいて，非暴力的被害の頻度は一般人口に近かったが，暴力的被害の頻度は高かった（一般人口の2.5倍）と報告した．Brekke ら (2001) は，ロサンゼルスの都市部地域に居住する統合失調症を有する人のサンプルにおいて，1989年から1991年までの間に，精神疾患を有する人では暴力的犯罪の被害者になることがそれで逮捕されることの14倍の頻度に上り，対象者の65％は犯罪の被害者であり，そのうちの91％が受けた被害は暴力的犯罪であることを明らかにした．精神障害を有する人は，彼らが地域で暴力を起こすリスクよりも，地域で暴力被害に遭うリスクのほうがはるかに高いのである．いくつかの研究は，被害を受けるリスクに彼らをさらすのは，必ずしも精神障害そのものではないことを示唆している．

クライエントの受ける被害は，明らかに，それ自体が懸念されることである．しかし，それだけでなく，被害を受けることはまた，自己への暴力，他者への暴力，および物質乱用につながるひとつの潜在的な経路であることが実証されてきた．前述したように，自傷と自殺はしばしば，情動的苦悩，怒り，および自己処罰の行動的表出である．感情調節モデルは，自傷がトラウマ，恐怖，痛み，または不安の表現手段であるとしている．被害を受けることもまた，精神疾患を有する人たちにおける暴力的行動の危険因子と認識されている（Hiday, Swanson, Swartz, Borum & Wagner, 2001; Widom, 1989）．Hiday ら (2001) は，暴力の被害を受けることは，後の暴力の予測因子として，物質乱用の問題の次に来る，2番目の要因であることを見出した．被害を受けることは，様々な機序によって，犯罪傾向を高め

る可能性がある：すなわち（1）怒り，（2）反応性の攻撃および自己防衛（Swartz et al., 1998を参照），（3）社会化および学習である．被害を受けることが原因として働くのか，それとも不良な環境を反映したものなのかは，今のところ明確でない（Hiday et al., 2001）．

　他者に対する暴力の研究と同様に，被害者になることは貧困，ホームレス，物質乱用といった人口統計学的な危険因子に関連している（例．Brekke et al., 2001; Hiday et al., 1999参照）．それゆえ，クライエントおよび地域への危害のリスクを低下させるためには，釈放や退院の十分な計画が不可欠であることを再認識させられる．

## リスクの重なり：自分自身および他者に向けられた暴力の例

　　「外に向けられた攻撃の評価について当てはまることは，自殺の評価についてもおおむね当てはまる」　　　　　　　　　　　　　　　　　　　　　　　　*(Korn, Botsis, & Kotler, 1992, p.360)*

　研究結果は，自他に対する暴力の危険要因が般化性をもつという理論を支持している．例えば，うつ病は暴力的な人において高率であるが（Hillbrand, Foster, & Hurt, 1988），拡大自殺の危険要因でもあるともみなされている（Marzuk, Tardiff, & Hirsch, 1992）．怒りのような陰性感情は，暴力的な人（Novaco, 1994）だけでなく，自殺の危険のある人（Goldsmith, Fyer, & Frances, 1990）にも多くみられる．Kooyman, Dean, Harvey, Walsh（2007）は，最近の文献レビューにおいて，統合失調症と複数の良くない転帰（暴力，被害を受けること，自殺／自傷，物質乱用，ホームレス，および失業）との間には，強い関係があるというエビデンスを見出した．衝動性（Polvi, 1997），物質乱用，児童虐待（例．Warm et al., 2003）といったほかの危険要因は，自傷または自殺行動が常習化している人，および他者への攻撃が常習化している人に多くみられる．

　Hillbrand（2001）は，「すべての精神科救急受診者のうち，約20％は自殺のリスクに（Thienhaus & Piasecki, 1997），10〜17％は殺人のリスクに（Feinstein & Plutchik, 1990; Thienhaus & Piasecki, 1998），そして5％は自殺と殺人の複合リスクに（Feinstein & Plutchik, 1990）関連している」ことに注目している（p.626）．何人かの専門家は，他者に対する攻撃と自己に対する攻撃とは結びついていることを主張する（総説についてはHillbrand, 2001; Korn et al., 1992; Plutchik & van Praag, 1989; 参考としてMcNiel & Binder, 1994を参照）．疫学的キャッチメントエリア調査（Swanson et al., 1990）およびHarrisとBarraclough（1997）が行ったメタ分析からの推測として，Hillbrandは，すべての診断カテゴリーにおける自己および他者に向けられた暴力のオッズは，一般人口よりはるかに高いことに注目した．

　自己に向けられた暴力と，他者に向けられた暴力との関係は，顧みられてこなかった研究領域である（Hillbrand, 1995）．過去10年間にわたって，この2つの形態の攻撃性の共存

についての科学的追究が必要だとされ (Hillbrand, 1992, 1995; Kendall & Clarkin, 1992; Milroy, 1993), 研究および臨床での使用するための尺度を開発するための試みがなされ (例. the Suicide and Aggression Survey, Korn et al., 1992), 患者の暴力のリスクに加えて自殺または自傷のリスクを判定する必要性を専門家が訴えてきたにもかかわらず, この領域の研究は現在もほとんどない (Hillbrand, 2001; Links et al., 2003).

自己と他者に向けられた暴力の間の重なりを説明するために, いくつかの理論的枠組みが提示されてきた (Hillbrand, 2001). Shaffer (1974) は発達的視点から, 自己に向けられた暴力と他者に向けられた暴力には, 共通の過程があることを提案した (例. どちらも物質乱用, 人間関係の困難に特徴づけられる). Plutchik と van Praag (1994) のモデルは病因論—進化論的視点を反映しており, 著者らは, 多くの同じリスク要因 (例. 喪失, 脅威, 挑戦) が自己に対する攻撃および他者に対する攻撃につながると主張した. 3つ目のモデルは, セロトニン系と攻撃性の結びつきを反映している (Coccaro, 1995). SSRI が自他に対する暴力の軽減に成功することを実証した研究は, 暴力病因と効果的な介入が, いくらかの実質的な重なりをもっているかもしれないことのエビデンスを与えている (例. Coccaro, 1995; Conacher, 1997). 主として認知的な観点からは, Beck (1999) が, 認知の歪みが自殺行動と他者に対する暴力の両方を説明すると主張した (総説については Hillbrand, 2001 を参照). ほかの視点としては, 反応性の攻撃に関する知識を増やすことは, 一部の患者の自殺に対する脆弱性を理解するのに重要な洞察を与えるだろうという, Conner, Duberstein, Conwell, Caine (2003) の提言がある. 自殺と攻撃性の調査票を開発する中で, Korn ら (1992) は, 素因が先行事象と相互作用することで, 自己または他者に向けられうる攻撃という事態を引き起こすと主張した. 彼らは, 自分たちの主張を増強するために, 攻撃性と従順さは同一人物に共存しうるという精神分析学的主題に言及した. Korn らの立場は, 以前から存在している患者の脆弱性は, 要求が個人の問題解決能力を超えたとき, 環境的ストレッサーまたは誘因と相互作用し, 自らに向けられた攻撃, または自殺行動に至るとする, Bonner (1992) のストレス—脆弱性対処モデルに比較的類似している (Ivanoff & Hayes, 2001). 他者に対する暴力についても同様のことが言える.

Hillbrand (2001) は有益な観察を行い,「増幅要因は攻撃的行動の確率を上昇させる. それには, 多くの要因があるが, 例えば不信, 凶器へのアクセス, および攻撃性表出に対する寛容な姿勢などがある. 減衰要因は攻撃的行動の起こりやすさを小さくする. 内気, 家族との親密な絆, および他者からの譲歩が減衰要因の例である. ……攻撃性が自己に向けられる確率を上昇させる要因は, 絶望, 抑うつ, およびその他の精神科的症状である. 攻撃性が他者に向けられる確率を上昇させる要因は, 衝動性, 行為障害, およびサイコパシーである. このモデルによれば, 両方の要因群を有する人 (例. 絶望と衝動性の両方) は, 自己と他者に対する攻撃が共に生じるリスクが上昇するだろう」と述べている (p.632,

Plutchik & van Praag's model, 1989, 1994 を参照).

　攻撃は内側にも外側にも表出されうるという仮定に基づき，いくつかの確立された尺度が開発されてきた．例として，バス・ダーキー敵意評価表（Buss Durkee Hostility Inventory, Buss & Durkee, 1957），顕在的攻撃性尺度（Overt Aggression Scale, Yudofsky, Silver, Jackson, Endicott, & Williams, 1986），および自殺と攻撃性の調査票（Suicide and Aggression Survey, Korn et al., 1992) が挙げられる．

　これらの形態の攻撃が共に生じる限りにおいて，その評価と治療も一体的に行われるべきである（Hillbrand, 2001）．自傷に対するスタッフの知識と感受性は，自殺および暴力のリスク評価とマネジメントに対する理解と専門的技術に比べて，明らかに立ち遅れている（例．Crawford et al., 2003; Gough & Hawkins, 2000; Jeffery & Warm, 2002; Warm et al., 2003）．スタッフは，自分の対応が効果的であると感じると，患者に対して肯定的な捉え方をしやすくなる（例．Crawford et al., 2003; Gough & Hawkins, 2000）．START は，臨床家および治療チームに，これらの多様な課題を遂行する手段を提供しようとするものである．

## 事例独自のリスク

　すべてのリスクが，これまで概説し，START サマリーシートに含まれている 7 つに包含されるわけではないだろう．評価者は，ほかのリスクを考慮に入れたいと考えるかもしれない（例．故意に他者を感染させる HIV 保有者，常習的飲酒運転）．

# 3 評価方法の実際

「リスクアセスメントは3分エクササイズではない」

*(Reid, 2003, p.84)*

## 使用場所と対象集団

　STARTは当初，司法精神科の病棟や外来サービスにおける使用を念頭において開発された．入院でも外来でも使えるよう，意図されている．自傷や関連リスクへの注目も強調しているため，一般精神科病院における強制入院や，矯正システム内の特別なサービスにおいて適用できる可能性が高い．適用範囲の広さについては，研究によって確立していく必要があるだろう．

　第1版の出版以来，若年者を対象にしている専門家から多数の関心をお寄せいただいた．STARTの評価の枠組みは青年期人口にも適用できると考えられるが，12〜18歳の若者のSTARTアセスメントの妥当性を確保するためには，修正が必要かもしれないと考えている．STARTチームは現在，思春期精神保健および若年者暴力アセスメントの専門家と共に，若年者に適用可能なバージョンを開発しようとしており，成長の問題や年齢に応じたアンカーポイントの使用などを考慮する予定である（訳者注：その後，STARTの思春期バージョンが開発された）．

## STARTガイドの使用法

　有資格の精神保健専門家や研究者が，ひとりでSTART全体を評価することも可能だが，本来は多職種チームでの使用が意図されている．臨床チームでSTARTを評価する場合は，必ず目の前にSTARTサマリーシートと項目説明書を用意する必要がある．さらに，スタッフの中のひとりが，START項目のための話し合いをまとめ，サマリーシートを完成させて，チームを代表して署名することが不可欠である．

　STARTは，臨床チームの話し合いと同意の上で完成させることが推奨されるが，臨床家単独での完成も可能である．著者らは，現在，クライエントを交えたSTART使用に

ついて探っている．例えば，ある程度STARTについての説明を受けた後であれば，クライエントが自分の視点からSTARTを完成することも可能である．他の治療計画と同様，クライエントは臨床チームと協働する必要がある．個別のクライエントについて，臨床チームがSTARTを完成させ，クライエントのほうでもSTARTを完成させた場合，両者の視点に相違があれば，それが明らかになるだろう．重大な違いは，例えばそれまで知られていなかった重要な要因や脆弱性，特徴的リスク兆候を明らかにするかもしれない．

## 評価者の資格要件

　先述したように，熟練した臨床家がほぼ単独でSTARTを使用することは可能だが，本来は，チームとして働く複数の精神保健専門家の考えを統合すべくデザインされているツールである．参加する専門家は，通常，各種の精神保健専門職あるいは矯正領域の職員として広く認められる資格を有している．我々の経験では，ソーシャルワーカーたちは，ソーシャルサポート（START項目11）や物的資源（START項目14）について多くを語ることができる．作業療法士は，全体の話し合いやとりまとめに参加するだけでなく，教育や就労に関連した側面について判断するときに主導的役割を果たす傾向がある．看護師たちは，情動の状態（項目7）や精神状態（項目6），セルフケア（項目5），態度（項目13），そして素行（項目16）についての印象をもって話し合いの席につくかもしれない．我々の経験では，チームの誰かがチームミーティングにおいて，責任をもってSTARTサマリーシートを完成させるよう，まとめ役を担うことが重要である．そのためには，チームメンバーが頻繁に項目説明書を参照することが必要である．チームメンバーの一人ひとりがミーティング中にサマリーシートと項目説明書を参照できるよう，あらかじめコピーを用意しておくと役立つようだ．

## 評価頻度

　短期リスクに焦点を当てるため，臨床的に適切な範囲でなるべく頻繁にSTARTを完成させることが推奨される．例えば，アセスメントをしなくてはならない患者や，急性期治療中の患者の場合（短期入院病棟にいる場合を含む），STARTを毎日，毎週，あるいは各週で使用してもよいだろう．リハビリテーションやより長期の滞在施設，仮釈放者などでは，評価頻度は毎週から，少なくとも12週ごとにすることが考えられる．時間的な変化が評価できるように，START評価を定期的に実施することが推奨される．精神医療審査会に出席しなければならないクライエントでは，STARTを使って過去6カ月間の脆

弱性やストレングスの変化についての要約的情報を提供することができるだろう．臨床家は臨床的判断をしたり，精神医療審査会において提案をする際に，STARTを活用することができる．

　STARTは一般精神科において，急性期および慢性期の入院患者・外来患者やリハビリテーション中の患者の切迫したリスクの評価をするためにも，使用可能である．

　STARTは移行期のクライエントにも有用かもしれない．例えば，クライエントが入院から地域生活へと移行しようとしているのであれば，定期的なSTART評価をすることが，顕在化しつつあるリスク問題や，サポート充実のために何が必要かを見きわめるのに役立つかもしれない．

　STARTを繰り返し定期的に使用することで，クライエント自身，取り巻く環境，クライエントのリスクやストレングスにおける変化を際立たせるのに役立つであろう．ストレングスやリスクにおける変化を見きわめられると，クライエント，臨床家，そして精神医療審査会が意思決定する際に有用である．

　STARTは，クライエントが 精神医療審査会に出席する際，情報をまとめるのにも役に立つ．臨床家は，STARTの情報を臨床的判断や治療についての提案に使用することができる．

　要約すると，STARTは，定期的，あるいは，クライエントのリスクがそれなりに変化する可能性があると予期されるときに，実施されるべきである．

## STARTガイドの構成

　このガイドは，STARTサマリーシート（附録E参照）に沿って構成されている．読者は，サマリーシートをコピーまたはダウンロードし（訳者注：START summary sheetで検索すると英語版のpdfをダウンロード可能），以後の実施方法の説明を読む際に参照するとよいかもしれない．

　STARTサマリーシートは，4つの主要部分から構成される：(1) 人口統計学的情報および入院・外来，司法制度上の位置づけからなる項目群；(2) START項目と特徴的リスク兆候；(3) 臨床家や研究者が多様な領域のリスク（7つかそれ以上）のレベルを推定し，共有するための項目群：そして (4) 現在のマネジメント方法，今後の計画，健康上の配慮（これは事例によっては，事例独自項目の中に含め，特定のリスクを推定する際に考慮に入れる必要がある）を簡潔に示すセクション．我々の経験では，項目の評価をサマリーシートに記載されている順に行う必要はない．個別のクライエントに応じて，よりよい評価順序が見えてくるだろう．

## 評価期間

　どのようなリスクアセスメントも，関連するヒストリカル要因を基盤としてなされるべきである．STARTの基本的性質は動的要因ではあるが，実施者は評価にあたり，現在の情報とヒストリカルな情報の両方を考慮することが望まれる．0, 1, 2で評価されるストレングスと脆弱性は，通常，過去2～3カ月あるいは，前回のSTART評価以降の対象者の機能についてなされる．キー項目と重要項目は，治療およびリスクマネジメントに特に関連が深いと考えられる現在および過去の情報を捉えるための項目である．特徴的リスク兆候を同定するためには，過去の情報を精査する必要があるが，実際に記入するのは，現在または過去に観察されている兆候になるだろう．特定リスクの推定では，START評価期間として定められた，評価後数週間から最大3カ月についての見通しを評価することになる．今後のマネジメント方法も未来志向であり，評価時点から次のSTART評価まで，あるいは適切な期間（例．危機，移行期，状況変化）の介入方略を記述する．

## ストレングスと脆弱性

　　「あらゆる形式のリスクアセスメントには，ある程度，共通の問題点や欠点がある．ひとつは，個人のストレングス，リソース，「緩衝要因」よりはむしろ，リスクの上昇に関連する要因や本来的にネガティブな特徴に焦点を当てる傾向があることだ……介入戦略の策定に役立つようにデザインされた包括的リスクアセスメントでは，肯定的特徴も考慮に入れるべきである」
　　　　　　　　　　　　　　　　　　　　　　　　　　　　　　(Hart et al., 2003, p.6)

　脆弱性（またはリスク要因）が悪いアウトカムが生じる可能性の増加に関連する一方で，ストレングスは対象者に本来備わっているか備わりつつある資源であり，悪いアウトカムが生じる可能性を減らしたり，緩和したり，管理したりするための役割を果たす(Rogers, 2000; Rutter, 1985)．脆弱性は，ストレングスと共存している．先述したように，START項目の評価は，最近の過去または前回の評価時点以降の機能を反映する．
　HCR-20では，HareのPCL-R（2003）の形式に沿って，20項目のそれぞれで，その要因が存在しているという明確な証拠があれば，2点をつける．1点がつくのは，その要因がある程度存在している証拠はあるものの，完全に存在しているとまではいえない，あるいはその要因がそのクライエントに関係が深いことを示す根拠が十分でないときにつけられる．0点がつくのは，その要因の存在を示す根拠がない，または，その項目がクライエントのリスクやストレングスには関係がないという明確な証拠が存在しているときにつけ

られる．一般的に言って，この評価法は，実践レベルでは機能する．そのため，最近出版された判断サポートツールのすべてにおいて採用されている（すなわち，EARL-20B, EARL-21G, SVR-20, RSVP, SARA）．SAVRY においても使われている．もっとも SAVRY は，6つの保護要因を評価に含めている点で，「伝統」からは，離れている．6つの保護要因とは，P1, 向社会的な関わり；P2, 強いソーシャルサポート；P3, 強いアタッチメントや絆；P4, 介入や権威に対する肯定的態度；PS, 学校への強いコミットメント；そして P6, レジリエントなパーソナリティ特性，である．こうした「肯定的保護要因」は，「あり／なし」で評価され，総合してリスクレベルの評価に反映される．Borum ら (2003) は，保護要因スコアを単純に足しあわせてリスクスコア合計から引き算することは推奨していないが，最終的にリスクの総合評価をする際には，保護要因も考慮することを強くすすめている．

2つの方向性をもつ評価スケールを使うことに，価値があるのかもしれない．（訳者注：評価点を−2, −1, 0のようにして）ストレングスにつけられる最高にポジティブなスコアをゼロ点にすると，評価者はそれ以上考えるのをやめてしまうかもしれないからだ．反対方向の保護的評価点をつけることを可能にすることは，評価者が「リスク低減への努力に何を統合したらよいのか」を考慮する助けとなるかもしれない (Borum et al., 2003, p.8)．

簡易マニュアルの初版を書くにあたっては，各脆弱性の「反対が何なのかを明示する」のにかなりの努力を要した．なぜかといえば，個々の保護要因は，必ずしもリスク要因を補完する内容とは限らないことが長らく認識されてきたからである (Durlak, 1998)．Borum ら (2003) が，リスクスケールとは切り離されたかたちで保護要因スケールに着手したのは，このことが理由だったのは間違いない．我々も，1つのスケールよりは2つのスケールを使ったほうがよいのではないかという意見である．というのも，少なくとも成人のアセスメントにおいては，あまりにしばしば，リスクスケール自体が「危険性」の「構築」に寄与するのを臨床的に経験してきたからだ (Pfohl, 1978 参照)．一度，危険性が高いとみなされてしまうと，たとえ熟練した臨床家や研究者であっても，高得点のリスクスコアを前にすると，話し合いが影響され，リスク抑制策にまつわる課題に想像の範囲が限局してしまうのである．

ストレングススケールもつけるからといって，それが，脆弱性スコアのつけ方に影響を与えるべきではないと我々は思っている．その項目について脆弱性が明白であれば，そのとおりに評価点をつけるべきだ．そうはいっても，現在のストレングススケールを含めることは，臨床家や研究者に，リスクの「反対側」や「ほとんど反対側」について具体的に考えるのを促す．例えば，病識（START 項目 17）において，あるクライエントは自分のアディクションと暴力行動の関係性についての理解は，ほとんど示さない．それでいて，物質使用を乗り越えるためには，家族のサポートや安定的雇用の価値が高いことにつ

いては，進んで表現する．この例では，脆弱性スコアは1または2でつけ，ストレングススケールを1とつけることで，本人がもつ相対的レジリエンスやそれ以上の暴力を防止する可能性を適切に示す指標になるだろう．

　読者の中には，我々がなぜ，項目ごとに1つの5段階尺度（＋2，＋1，0，－1，－2）を採用しなかったのだろうと不思議に思う人もいるかもしれない．これには2つのわかりやすい理由がある．まず，先述したように，我々は20項目のすべてが一貫した多様性を（0をはさんで）両方向に見せるとは思っていないからだ．それゆえ，各スケールが独自のゼロ点をもっているのである．ストレングスと脆弱性を別々のスケールにすることで，そのクライエントにはリスクもストレングスも同時に存在していることを評価者が考慮しやすくなる．次に，脆弱性スコアの0, 1, 2は，HCR-20のCとRの項目（いずれもSTART項目に含まれている）と一致しているからである．このことで，研究上は，STARTも他の関連する尺度と同じように扱うことが可能になる．

　STARTアセスメントを進める際，最初にリスク項目をすべて評価した後にストレングス項目の評価を行ってもよい．あるいは，項目ごとにリスクとストレングスの両方を評価しながら進めることも可能だ．大切なことは，項目ごとに論駁不能な唯一の「正しい」脆弱性スコアやストレングススコアを手に入れることではなく（というのもこれは，日ごと，週ごとに変化しうるからだ），臨床家や研究者が以下の2つの問いを発せられたときに，最適な立場から回答できるようにすることなのである．（1）どのくらいの期間，どのような状況下で，この人はどのレベル（低・中・高）の自傷または他害のリスクを呈するのか．（2）この人がもつ資質は何で，この人をめぐってどのような調整が可能で，どのようなサポート資源を得ることで，この人の評価から明らかになった危害のリスクを最大限に減らすことができるだろうか．

## キー項目と重要項目

　STARTサマリーシートでは，「キー項目」と「重要項目」を評価できるようになっている（附録Eを参照のこと）．これにより，評価者は治療計画を立てる際に特に重要なストレングスと脆弱性を同定することができる．キー項目の欄は，過去であれ，現在であれ，治療やリスクマネジメント計画を立てる際に特に際立つストレングスを同定するために使用する．例えば，患者の回復がうまくいくために，過去に強かった家族の絆を，再び強めようとすることや，過去に安定して就労していた時期があったことや，目立った創造性などは，リスクマネジメントや釈放計画を立てる際に，支えとなるだろう．重要項目の欄は，治療計画や観察の際に具体的で慎重な注意を向けたほうがよいような，最近または過去に存在していた問題，つまり，いわゆる「危険信号」を記録するためにある．

キー項目欄と重要項目欄は，控えめに使用し，特に重要な問題を同定するために使うべきである．著者らの経験では，キー項目，重要項目は，ストレングスと脆弱性の評価が終わってからコード化したほうがよい．というのも，そのほうが，やたらとコード化することなく，ピンポイントで評価できるからである．評価者は，キー項目と重要項目を，「3点」扱いしないよう，気をつける必要がある．同じ項目がキー項目にも重要項目にもなりうる場合があることに留意することも重要である．

## 特徴的リスク兆候

少ないながらそれなりの人数の精神障害においては，精神病症状やうつ症状などの発現が，極めてかすかなかたちで始まり，最初は病状に関係ありそうに見えないことがある．再発が繰り返される中で，本人についてわかってきてはじめて，そうした一見無関係な症状が特徴的なリスク兆候であることが明らかになってくる．特徴的リスク兆候は，その人特有であり，再発や自他に対する暴力のリスクが高まっていることをかなり確実に予測する．これは，このマニュアル冒頭で引用した Maden (2007) が言うところの「奇異行動（quirks）」や「特異行動（idiosyncrasies）」と同じかもしれない．START サマリーシートには臨床家や研究者が特徴的リスク兆候を記入できる欄が設けられており，クライエントのケアに関わるすべての人にこの重要不可欠な情報を共有することが促されている．熟練した臨床家は，特徴的リスク兆候を観察することに馴染んでいるが，以下にいくつかの具体例を挙げておく．身体醜形障害の事例については，Lucas (2002) を参照のこと．司法精神科において早期に現れるサインについては，最近では Fluttert ら (2008) が扱っている．

　A 氏には，統合失調症の確定診断がついていた．二十数年前，彼は急性精神病状態で，切迫したアルマゲドン（「ヨハネの黙示録」に記述された，終末に行われる善と悪の最終決戦）から子供たちを救うという妄想信念のもと，数人の子供を殺害した．A 氏は，高い知能指数をもち，長らく神学に関心をもってきた．その領域の本を広く読み，神学その他についての会話を交わすことができた．寛解中，彼の神学への興味は知的な趣味の域を出ないようだ．しかしながら，寛解中でないときには，聖書の言葉に対する新しい解釈や，そのような修正主義的神学に伴う概念マップ製作法の革新的変化に夢中になるのだった．彼をあまり知らない者からすると，彼の神学的抽象論は最初は面白く，精神病の再発とは無関係であると思われ，たやすく見過ごされてしまう．その数週間後，数カ月後になってはじめてアルマゲドンに関する妄想信念，そしてそこから他者へのリスクが，フルに高まってくるのである．

　B 氏には，統合失調症と暴力の既往がある．調子がよいときは，行動的にもマネジメント

的にも何ら問題はなく，妄想信念の残遺もないようである．しかしながら，B氏は，時々皮膚の問題を気にしはじめ，ほくろや皮膚のシミについて心配しはじめる．皮膚科医に診てもらっても心配すべき理由は何も見つからないのだが，B氏はそれで安心することができない．時間がたつにつれ焦燥的でイライラとするようになり，脅かされているように感じ始める．入院していたB氏は長らくの安定した時期を示した後，退院となった．数カ月後，被害妄想が出てきた彼は武装し，暴力の深刻なリスクを呈した．この出来事は，一見すると安定した時期に引き続いて起こったように見えた．しかしこの安定した時期に，B氏はほくろについての心配を訴え，皮膚科医を紹介されていたのだった．

　C氏には，スタッフや仲間に対する衝動的な暴力の既往がある．こうした出来事は，無表情の凝視の後に起こることがわかり，そのようなときは，特別に警戒することをスタッフは学んだ．この情報がC氏の治療に関わる者すべてに共有されることが重要である．

　D氏には，パーソナリティ障害とうつ病があり，自傷の既往がある．彼女の気分は，抗うつ薬を飲んでいる間は比較的安定しており，病院スタッフに対して行動上またはマネジメント上の困難をつきつけることはなかった．しかしながら，この数カ月間，D氏は引きこもるようになり，患者仲間に借りた物を返したり，スタッフのケアと思いやりにお礼を述べたりした．面接では，自殺念慮やうつ病の症状はないと語った．数日後，D氏は，病院を無断離院した．その数週間後，近くの町で，友人たちと暮らしているのが発見された．その時点で，病院の口座から離院の数週間前にかなりの額が引き出されていたのが判明した．もっと注意を払っていれば，この無断退去のリスク兆候にスタッフは気づいたかもしれない．

## T.H.R.E.A.T.（緊急対応必要性）（訳者注：threat〔脅威〕との掛け詞になっている）

　STARTは，日単位，週単位，または数カ月間で現在の臨床上および矯正処遇上の印象を形成しつつ，一方で，過去についての（ヒストリカルな）情報を集めることが出来る場所での使用を意図してデザインされている．つまり，少なくとも30かそれ以上の項目（ヒストリカル関係が10，現在および未来関係が20かそれ以上）について，具体的な情報を入手していくことになる．しかしながら，司法，セキュリティ，精神保健，そして矯正領域の専門家は，時には，即座に，緊急かつプレッシャーのかかった場面で実際的な判断に達する必要が生じることは，覚えておかなくてはならない．その場合，系統的な情報収集をするための時間はない（たとえ手元に情報があっても，それを吟味する時間がない）．

　我々の経験では，そのような差し迫った場面では，記憶の補助としてT.H.R.E.A.Tという頭字語を使うことが役立つ．T.H.R.E.A.Tは以下の意味をもつ：

THREATS of　（の脅威）　　　　　　⎫
HARM that are　（…な危害）　　　 ⎪
REAL,　（現実的で）　　　　　　　　⎬　現実的，実行可能で，切迫した，
ENACTABLE,　（実行可能で）　　　  ⎪　標的の定まった危害の脅威
ACUTE and　（切迫した）　　　　　　⎪
TARGETED.　（標的の定まった）　　 ⎭

　少し言い換えると「信憑性があり，実現可能で（例えば武器を所持していたり，自傷・自殺の手段があったり），差し迫った，特定の対象に向けられた（つまり，特定の個人や集団）危害の脅威」のことである．T.H.R.E.A.T. は，「優先」オプションとみなしてよいだろう．このような T.H.R.E.A.T. 状況は，施設内でも地域でも起こりうる．もしも脅威が存在しているとみなされるときは（例えば，たてこもりや刃物のふりまわし，人質をとる，離院の企て，連続飲酒発作の始まりなどが起ころうとしているとみなされるとき），少なくとも一時的に，通常の START プロセスよりも対応が優先される．評価者の中には，T.H.R.E.A.T. を，先に対応すべき配慮事項であると考えるのを好む者もいるかもしれない．T.H.R.E.A.T. 項目の「はい」にチェックが入るだけで，START アセスメントを延期し，即座の行動の必要性を示すのに十分な理由となるかもしれない．

## 特定リスクの推定

　意思決定機関の一員や，そこに登場する専門家は，同じ基本的な問いに関心がある．「クライエントが特定の期間内に特定の暴力行動を起こす可能性の予測要因は何か，関連要因は何か」ということである．同様に，様々な現場（矯正，保護観察，三次救急）でクライエントに対応している精神保健専門家は，同じようなお決まりの課題に直面する．つまり，セルフネグレクトや物質乱用，そして被害である．START 評価においては，実際にどのリスク行動（単数または複数）が問題になるのかは既にわかっているとみなす．その上で，専門家は，特定の期間内に（仮定された状況下で）その行為が生じるリスクが「低い」「中等度」「高い」のいずれかを推計する．言い換えるなら，一定の時間枠の中で，その*機会*があったら（例．もしも観察なしで独居だったら？），そのクライエントのリスクはどのくらいかということである．

　「**低い**」という評価は，クライエントのリスクが「なし」か「最低限（わずか）」だとみなされるときにつけられる．つまり，何ら独自の監督やマネジメント戦略も必要がなく，通常の方策でモニタリングが続けられるべきであることを示している．「**中等度**」の評価は，クライエントが平均よりも高いリスクを示すと考えられるときにつけられる．「中等

度」リスクは，リスクマネジメント計画を策定し，実行することが必要であることを示唆している．その計画の中には，リスクを下げ，ストレングスを促進するための戦略が何かを見きわめることも含まれるだろう．また，再評価と戦略をモニタリングするためのスケジュールも立てるべきである．**「高い」**リスクの評価は，クライエントが比較的切迫して深刻な脅威を呈していることを示す．「高い」評価は，マネジメント戦略を即刻，実施する必要性を示す．また，再評価と戦略をモニタリングをするためのスケジュールも立てるべきである．そのときの焦点は差し迫ったニーズへの対応になるが，それだけでなく，短期的・長期的なリスク低減戦略と，ストレングス促進戦略についても考慮されるべきである．頼りにするのは，STARTの脆弱性項目やストレングス項目の合計点ではなく，すべての項目が検討され，考慮された後の全体的な印象のほうである．この統合的判断が，予見可能な未来のために，臨床家の手にゆだねられることは，Monahanら(2001)と考えが一致している．暴力に関連した予測のロジックについての洗練された説明に関心のある読者はJackson(1997)を参照されたい．リスクの特異度のトピックについては，概念的事項(p.115)と題したセクションでより詳細に検討する．STARTサマリーシートには，個別のケースに特に関連するリスク（単数または複数）を記入するための，1行分のスペース（訳者注：事例独自リスクの記入欄）があることに読者は気づくことだろう．

## 既往（ヒストリー）

　この欄は，サマリーシートの中の特定リスクの推定の記入セクションの中に見つけることができる（附録E）．綿密なヒストリー情報の検討を確実にするために含められた．クライエントの生涯でその項目が存在していたことがある場合には，欄中のボックスにチェックを入れる．しかしながら，既往があることは，そのまま現在のリスクに反映されるわけではない．同様に，「特定リスク領域」のそれぞれについては，既往がない領域についても，リスクの評価を行う．

## リスクコミュニケーション

　いったん，リスクが同定されたら，そのリスクを文書化し，マネジメントすることが不可欠である．リスクレベルとキー項目，重要項目を同定するのに加えて，STARTではさらに，リスクをマネジメントするための計画を同定する．計画を記入するための，サマリーシート内のスペースは限られている．治療計画の詳細，その根拠，評価法については，別資料（カルテなど）に記載することを推奨する．適切に伝達されなければ，脆弱性とストレングスを同定することの意味がほとんどなくなってしまう．

## 集団ベースの教育・治療プログラムにクライエントを振り分けるための START スコアの使用

「熟練した臨床家がこうしたアセスメントや配慮事項を十分な情報をもって実施するなら，患者をどのリスクグループに入れるのかを適切に決めるのは，割とわかりやすい作業である」

(Reid, 2003, p.83)

　現代の司法精神科，精神保健，そして矯正のサービスのほとんどは，一連の集団治療プログラム，教育やレクリエーションのプログラムを展開してきた．こうしたプログラムには，ヘルスケア，服薬，怒りのマネジメント，身体的フィットネス，就労準備などがあり，様々な種類のリスクを抱えた人々の関心を集めやすい．入院患者，入所患者だけでなく，地域に暮らす者も参加する．ほとんどの場合，個々の患者にプログラムが適しているか，出席が維持できているか，改善をどのように評価するかが問題となる．こうしたプログラムの実施には，かなり努力を要する．週ごとの担当者表が決定したとたん，それが固定してしまう傾向がある．それゆえ，時として，プログラムが「一人歩きをしだす」ことがあるのである（つまり，常に変化するクライエント集団の特徴から来るニーズの変化に対応しきれなくなるのである）．

　START は主として，個人ベースのリスクアセスメントおよび治療計画のためのガイドとしてデザインされているが（時には研究目的のためにデータが集約されることもあるという理解も含め），クライエントをニーズに応じて治療プログラムに振り分けるという治療的かつ管理的な目的のための使用にも適しているようだ．サービス提供を受けているクライエント全員の START プロフィールが出来ていれば，少なくとも理論上は，コンピューターの助けを少し借りれば，現時点で，実施可能なプログラムによって何人のクライエントが恩恵を受けるかを計算することができる．例えば，多くのクライエントに，物質使用で高い脆弱性スコア（1点や2点）がついているとすれば，まさに今こそ物質使用プログラムを提供すべき時だということになる．複数病棟にまたがってプログラムが提供可能なときには，このやり方は特に患者傾向を際立たせてくれるだろう．1つの病棟のスタッフは，必ずしも他の病棟の患者構成について知らないからである．ここで語られているのは，病棟を把握し，治療計画を立てるときに，START がどのような役割を果たすかである．

　個別の集団プログラムは，恐らくセッションごと，もしくは前後で評価される可能性が高いが，併行して，しかし，いくらか独立したかたちで定期的に START アセスメントをすることは，二次的な評価として役立つことがある（つまり，プログラムの結果とし

て，少なくとも関連する項目については，脆弱性スコアの減少が示されるはずである）．

## START スコアを研究目的で使用する

SPJ アプローチに従い，我々は臨床実践においては，合計点の算出をすることを推奨しない．しかしながら，ストレングス得点と脆弱性得点の合計は，研究上，有益な情報を与えてくれる可能性がある．ストレングス合計点は，各ストレングス得点を加算することによって，脆弱性合計点は，各脆弱性得点を加算することで得られる．より高いストレングス合計点は，より高いストレングスを，より高い脆弱性合計点はより高いリスクを示す．欠損値があるときには，合計得点は以下のように求めることができる．項目得点を加算し，それを可能な尺度得点合計（つまり 40）で割り，それに欠損値の数をかけ，当初の合計点に足しあわせるのである．

換算スコア＝［（もとの合計点÷40）×欠損値の数］＋もとの合計点

例えば，3 つの欠損値がある場合のストレングス合計点は，もとのストレングス合計点が 12 なら，以下のように換算することができる．

換算スコア＝［(12/40) × 3］＋ 12
＝（0.3 × 3）＋ 12
＝ 0.9 ＋ 12
＝ 13

この方程式を使えば，欠損値が最大 4 つまでの場合には，ストレングスと脆弱性の合計点を換算によって求めることが可能である．

# 4 START項目の説明とスコアリングのポイント

「それぞれのリスク要因に関連する具体的特徴に注意を向けるべきであるというエビデンスが出てきている．そうした特徴を整理することで，この情報を臨床的に応用して暴力の予防をすることを促す可能性があると示唆されている」

(Bjørkly, 2000, p.239)

# 1. ソーシャルスキル

O'Connor, Lovell, Brown（2002）は，ソーシャルスキルを，対人関係の気づき，言語的，非言語的／書面によるコミュニケーション，そして怒りのマネジメントであると定義した．ソーシャルスキルが低いクライエントは，安定した恋人との関係（Hanson, 1997）や，同僚との関係，治療関係，就労（Andrews & Bonta, 1995）や居住環境の構築や維持が困難である．それらの領域でうまくいかないことが，ソーシャルサポートをさらに減少させ，精神的苦痛や不安定化（例．服薬不遵守）のリスクが増加し，外的誘因（例．薬物の使用）に晒されることで，暴力や再犯の個人リスクが高まりかねない（Boer et al., 1997; Kropp et al., 1999; Webster et al., 1997）．向社会的で適応的なスキルのレパートリーが広がるという変化は，視点取得（他者の視点に立つ）スキルを高め，ポジティブな社会的交流と安定したライフスタイルにつながりやすくなる．その結果，クライエントの苦悩が弱まり，自傷や自殺（Linehan, Armstrong, Suarez, Allmon, & Heard, 1991），暴力（Novaco & Renwick, 1998），そして物質乱用（Sinha, 2001）に陥る可能性を減少させると考えられる．

理論（例．Bandura, 1973; Novaco, 1986）と実証研究は，攻撃的行動（例．Novaco & Renwick, 1998），自傷行為，自殺（例．Linehan et al., 1991; Silverman et al., 1998），そして物質乱用（Sinha, 2001）は，クライエントが怒りやストレスをマネジメントする機能不全の方法に依存していることを反映している可能性を示した．例えば感情的または社会的引きこもりや操作，気を引こうとすること，自傷（Haycock, 1989），または暴力（Novaco & Renwick, 1998）といった，一般的住民から不適応または病的であるとみなされる行動が，過去のクライエントにとっては役に立つ生き残り戦略だったことが多いことを専門家は私たちに思い出させる．クライエントの生活歴の評価と，このような不適応行動の再概念化は，これらの行動へのネガティブな反応を減らすために役立つであろう（例．Haycock, 1989, 1992; Thienhaus & Piasecki, 1997）．さらに，クライエントの行動を機能不全のソーシャルスキルであると捉えなおすことは，専門家が以下の働きかけをすることを可能にする：（1）行動の動機を明らかにする；（2）機能不全な方略を同じ目標を達成するポジティブなソーシャルスキルと置き換える；（3）機能不全な方略のネガティブな結果を理解する；そして，（4）ポジティブな期待を構築する．

Bonta, Law, Hanson（1998）は，社会心理学的モデルをもっと信頼し，精神病理学的モデルに対する信頼を減らす必要があると主張した．他のメタ分析も同様に，最も効果的なプログラムには，認知行動的ソーシャルスキルの育成が含まれていることを明らかにした（Pearson, Lipton, & Cleland, 2002）．自己主張トレーニングとソーシャルスキルトレーニングは，暴力犯罪者の治療に取り入れられている（Henderson, 1986; Serin & Kuriychuk, 1994）．

## 4 START項目の説明とスコアリングのポイント

　いくつかの成功した介入には，ソーシャルスキルトレーニングが含まれている．例えば，境界性パーソナリティ障害（BPD）への認知行動療法は，パーソナリティ障害を有する様々なグループの人々に対して，情動調整とソーシャルスキルを向上することに効果的であることが明らかになった（Linehan, 2000）．弁証法的行動療法（DBT）では，週1回のスキルトレーニングを通して，境界性パーソナリティ障害の女性たちの自殺行為や自傷行為が有意に減少したことが明らかになっている（Linehan et al., 1991; Linehan, Heard & Armstrong, 1993）．司法精神科と矯正施設，外来サービス（Ivanoff, 1989; Ivanoff & Hayes, 2001），家庭内暴力の犯罪者（Fruzzetti & Levensky, 2000）においてもDBTの有用性が現在，検討されている．一部の著者たちは，クライエントにリカバリータイプのプログラムに参加してもらうためには，スタッフ自身がソーシャルスキルを持つことがどれほど重要であるかを強調している（Farkas, Gagne, Anthony, & Chamberlain, 2005）．

**「ソーシャルスキル」のコーディング：**

| ストレングス | 脆弱性 |
| --- | --- |
| 感じが良い．礼儀正しい．グループ活動に参加する．会話を始める．コミュニケーションスキルがある．社会的に適切な行動．人との交流状況に満足している． | 人との交流を避けている．孤立／引きこもり／内気．一匹狼．関係構築が難しい．マナーの欠如．コミュニケーションがうまくとれない．未熟．押しつけがましい． |

　注：クライエントの効果的なスキル（例．問題解決，不安定を引き起こす状況を理解できる能力）と効果的ではないスキル（例．マナーの欠如）の両方を考慮する．さらに，評価者は，新しいスキルを習得し，そのスキルを実際の状況で適用することを積極的に試みている証拠を得たいと考えるであろう．新しいソーシャルスキルを学んだり，活用したりすることができない，または望んでいないクライエントは，おそらくこの項目の脆弱性のところでコーディングされるであろう．クライエントの中には，ソーシャルスキルを過大に評価する者もいれば（例．自己愛者），過小評価する者もいるため，側副情報が貴重である．

　Hodgins（2001）は，ソーシャルスキルの評価では，個人の潜在能力と精神障害を考慮する必要があると示唆している．例えば，特定の社会的状況（例．競技スポーツまたは対戦相手への接触を伴うスポーツ，家族の大きな集まり）を積極的に避けているクライエントは，特定のストレッサーに対処することができないことについての洞察が出来ていることを示している可能性がある．

## 2. 人間関係

> 「傷つけられたり，脅かされたりした過去や現在の人間関係が考慮されることはめったにない」
> (Estroff & Zimmer, 1994, p.261)

　自傷他害をする精神障害者の攻撃性は，社会的文脈や対人関係に由来するというよりは，精神健康状態の反映であるため，彼らを閉じ込めておく必要があるという前提が広く受け入れられている．だが実際には，背景や人間関係のプロセスを公平に検討することなく，人々を危険性（例．暴力的か暴力的ではないか）によって分類することは，誤解を招くと専門家は考えている (Beauford, McNiel, & Binder, 1997; Monahan & Steadman, 1994)．Estroff と Zimmer (1994) は，「暴力で脅した人々は，自分が脅かされていると感じていた」ことを見出した．同様に，クライエントは，怒り，痛み，または不安を表現する方法として，あるいは，しばしば虐待経験後にコントロール感やアイデンティティを取り戻そうとして，自傷行為を利用していると報告している (例. Vanderhoff & Lynn, 2001; Warm et al., 2003)．自殺未遂はしばしば，他者を「もっと楽にしてあげよう」とする試みや (Brown et al., 2002)，見捨てられることへの恐れ (Toch, 1975) と関係している．

　ポジティブな人間関係やコミュニティとの強い繋がりは，反社会的な行動を緩和する方向に作用する (Garbarino, 1999)；すなわち，逆に言うと，虐待的な関係，コミュニティとの弱い繋がり，そして向犯罪的な人間関係は，他者に対する暴力のリスク要因となりうる (Lipsey & Derzon, 1998; Simourd, Hoge, Andrews & Leschied, 1994 を参照のこと)．同様に，安定した社会的繋がりは自殺や自傷行為から守る一方，有害な人間関係は自殺 (例. Hayes, 1989; Polvi, 1997; Zapf, 2006) や自傷行為 (Vanderhoff & Lynn, 2001) のリスク要因である．Toch (1992) は，家族，同僚または専門家による拒絶反応は，危機の際に誰も頼りにできないという脆弱性と恐怖の感情を増幅すると主張した．実際に，社会的孤立の減少と家族志向性は，高リスクの犯罪者の犯罪を抑止する要因になることが見出されている (例. Haggard, Gumpert, & Grann, 2001)．

　自傷行為と自殺はしないという，臨床家とクライエント間で交わす約束は，治療同盟の良好さと同程度にしか有効でないと専門家は主張している (例. Simon, 1999)．Beauford ら (1997) は，当初の治療同盟の質は，暴力と強い相関を示す要因（例．以前の暴力，人口統計学的特性）を統制した後も，入院患者の暴力可能性の分散のかなりの部分を説明することを見出した．Estroff と Zimmer (1994) は同様に，メンタルヘルスの専門家に高い満足感を持ち，安定した関係を築いている患者は，満足感や安定した関係を持たない患者よりも，攻撃的になりにくいことを示唆した．

## 「人間関係」のコーディング：

| ストレングス | 脆弱性 |
|---|---|
| 共感的．思いやりがある．相互関係が結べる．人と仲良くする．友人関係や親密な関係を築き，それに価値をおく．他者とうまく付き合う．他者に親しみを感じることができる．対人関係に満足している．行動が他者にどのように影響するか判断できる．親しい関係を作れる．そして治療同盟を結べる． | 軽薄な．信頼できない．よそよそしい．思いやりのない．他者に付け込む．人を操作する．挑発する．他人を物とみなす．対人関係に満足しない．人を騙そうとする．友好的でない．人間関係を維持できない．共感性を欠く．治療同盟を結べない．虐待的関係の中で利用されている． |
| クライエントは少なくとも1人の専門家と治療同盟（TA）を結んでいるか？　　　はい／いいえ | |

注：人間関係の項目は，クライエントに対する支援的，または不適応的，虐待的な関係の潜在的影響だけではなく，他者に対してクライエントが与える影響も反映しているべきである．例えば，脆弱性スコアは，親密で相互的な関係を望み，そうした関係を築くことはできるものの，社会的に孤立していたり，主として不安定で反社会的または破壊的な人間関係の中にいるクライエントを表しているかもしれない．だが逆に，人を操作して口が達者または表面的で，自分の犯罪に対して何の感情も後悔も示さず，情緒的な繋がりを築くことが不可能であり，人間関係が表面的または利己的に見える人々を表すかもしれない（例．サイコパス，Hare, 2003）．

　クライエントに，例えば，結婚，出産，コミュニティとの繋がり（例．就労）といった安定した人間関係がある場合，この項目は保護要因になっているとみなすことができる．このような人間関係が犯罪行為を減少させるというエビデンスがある．なぜならそういう人々では，規則や慣例に従うこと（Oddone-Paolucci, Violato, & Schofield, 1998）や，「感情的な絆や義務に従うことが犯罪への誘惑や圧力に対抗することになり」（Toch & Adams, 2002, p.308），社会的投資になるからである．評価者は，クライエントが過去においてポジティブな人間関係をどのくらい活用できたか，そして，援助関係を維持／構築してネガティブな人間関係を放棄しようとしているか，を示す証拠を注意深く検討する必要がある．特に，クライエントが治療に努め，目標達成に関する責任を共有しようとしていれば，その証拠として強い治療関係が築かれるだろう．逆に言えば，治療同盟が弱いと，クライエントが抵抗をみせたり，負の転移感情やまたは強制されている気持ちを持ったりする可能性がある．

## 3. 就労

> 「働くことは，生活の中の大切な部分である．多くの人において仕事は，長い時間を占めて，安定した収入源を与えるだけではなく，アイデンティティの源も提供している．しかしながら，精神障害を抱える人々の多くにとって，働くことは生活の中の意義ある部分とはなっておらず，実際に働いている人はほとんどいない」
>
> (Mowbray, Bybee, Harris, & McCrohan, 1995, p.17)

統合失調症のクライエント4人を対象とした詳細な看護志向研究によれば，「職業訓練や就労支援，なかでもやりがいのあるパートタイム職の訓練は，最も要望の高いサービスであった」(McDonald & Badger, 2002, p.46)．SeckerとMembrey (2003) は，17人のクライエントを対象とした同様の個人中心的な調査から，「精神保健サービスの利用者は働くことを望んでおり，働く能力もあり，働くことが彼らのメンタルヘルスにも有益である」ことについてのエビデンスには事欠かないことを指摘した (p.207)．これらの著者たちは，疾患が就業可能性に与える影響に対してクライエントたちがどのような認識をしているかについて，貴重な情報を与えてくれる．クライエントたちは，例えば，メンタルヘルスの問題に対する不安，気分の変化によって時に大声を出して他者に迷惑をかける者もいることへの認識，幻聴によって集中が邪魔されることなどなど，多くの困難の可能性を抱えている．17人全員が，「働く場所がないことや精神障害の体験によって，自分に対する自信が失われた」と述べた．なかには，「実際に偏見をもたれたり，否定的な態度をとられたり，あるいはそうされるのではないかという恐怖によって，影響を受けた」という者もいた (p.209)．SeckerとMembreyは，仕事において異なる種類のサポートがあることの重要性（例．訓練と学ぶ機会があること，同僚とのポジティブな人間関係，リラックスできる職場環境，受容されているという雰囲気，福利厚生に関心を持って建設的な意見を提供することができる経営スタッフがいる）を強く主張した．これらの知見は，大規模な統計学的研究でも実証された（例．Banks, Charleston, Grossi, & Mank, 2001; Ehmann et al., 2002）．

機能不全に陥っている職場は，暴力行為への大きな"引き金"になるという事実に異論はないが（例．Denenberg & Braverman, 1999），精神障害を抱える人々において，就労可能性に関連した個人の要因が，どの程度攻撃性と関連しているかは知られていない．しかし，そのような関係が存在する可能性があるように思われる．確かに，暴力リスク低下の観点からすると，クライエントが時間を生産的に，しかも自尊感情の向上につながるように，援助することが極めて重要だと思われる (Banks et al., 2001)．

社会の中のほとんどの人々にとって大学教育を受けることは，通常は金銭的にも他のあ

らゆる面においても，元がとれるものである．にもかかわらず，精神障害を抱えた若者が高等教育を受ける確率は低い（Blackorby & Wagner, 1996）．Megivern, Pellerito, Mowbray (2003) は，大学在学中にメンタルヘルス問題を抱えるようになった経験を持つ 35 人に対して半構造化面接を行った．研究の重要部分のひとつとして，参加者に大学を退学した理由について尋ねた．彼らは，複数の理由を挙げた．35 人による合計 118 の理由のうち，17 は，競争的環境での生活や経済的な問題であった（14.4%）．参加者たちは，メンタルヘルスと教育サービスの連携の問題を主要なテーマとし，二次的なものとして経済的支援に注目していた．

「就労」のコーディング：

| ストレングス | 脆弱性 |
| --- | --- |
| 教育と仕事の価値を理解している．機会を求めている．喜んで助言を受ける．経験や技術に見合った適切なレベルから始めることに同意する．信頼できる．時間通りに割り当てられた仕事ができる．健全な就労習慣がある．クラスや職場において自発性をみせる． | 教育や仕事に関心がない．機会が与えられたときに従事することができない．学校や職場に来ない．常に遅刻する，または全く出席／出勤しない．最小限の業務を完了するのに過剰な支援を必要とする．参加を拒否する． |

## 4. 余暇活動

　精神障害を抱える人々は，余暇活動やレジャー，スポーツに参加する際にも，スティグマ，精神症状，健康問題，ソーシャルスキルの問題，金銭的困難，そして移動手段のようなサービスの利用ができない，といった多くの困難に直面する．残念なことに，こうした活動が，精神障害を抱えるクライエントの転帰にどのような影響を与えるかについて調査した科学的研究が不足している（Brugman & Ferguson, 2002; Plante, 1996）．さらなる研究が必要であることが全体的に合意されている．

　余暇活動には，例えばウェイトリフティングや，エアロビクス，アウトドア活動，ボウリング，趣味，スポーツなどの多様な活動が含まれる．これらの活動は，他者との協力的な社会的人間関係を育む機会を与える．余暇活動とレジャー，スポーツ活動は，社会化，ソーシャルスキル，友情関係を高めることによって精神障害を抱えるクライエントのリハビリテーションと回復にポジティブな影響を与え，身体的，社会的，情緒的，そして認知的機能の改善をもたらす．運動は気分を改善し（Martinsen, 1994），精神的健康や自尊感情を向上させ（Plante, 1993; Plante & Rodein, 1990），モチベーションを高める（Pelham, Campagna, Ritvo & Birnie, 1993）．運動は，不安を軽減する（Petruzzello, Landers, Hatfield, Kubitz, & Salazar, 1991）．ウェイトトレーニングは，睡眠を改善することが明らかになっている（Auchus & Kaslow, 1994）．Bizub, Joy, Davidson（2003）は，精神障害を抱える人々に治療的な乗馬プログラムを提供したところ，クライエントが自己効力感と自尊感情の向上を経験したことを見いだした．運動協調性や筋力，持久力，柔軟性を高める可能性のある活動もある．

## 4 START 項目の説明とスコアリングのポイント

「余暇活動」のコーディング：

| ストレングス | 脆弱性 |
|---|---|
| 余暇の機会に気づく．余暇時間を建設的に使っている．余暇活動を楽しむ．自分や他者のために余暇の活動を計画する．興味や趣味を広げるための援助を受けることに前向きだ．定期的に運動をする． | ほとんどの時間，運動しないでじっとしている．余暇への参加を望まない．新しい活動や向社会的な活動への参加を拒否する．趣味や興味を持っていない．定期的に運動をしない． |

　注：余暇活動，レジャー活動，そしてスポーツに参加する可能性のアセスメントは，クライエントをバランスのとれた目的のある生活へと導くために重要である．余暇活動，レジャー活動，そしてスポーツに関係した領域を評価するためには，以下のいくつかの質問を促すとよいだろう：クライエントは，余暇活動やレジャー，スポーツの機会に気づいているか，気づいていないか．クライエントは特定の余暇活動，レジャー，スポーツ活動に参加する際に，満足しているか満足していないか．精神症状や困難が余暇活動やレジャー，スポーツ活動の参加の妨げになっていないか．余暇活動やレジャー，スポーツの機会は利用しやすく，入手しやすいかどうか．

## 5. セルフケア

　セルフケアの能力は，精神病院への入院決定や，実際の病棟での攻撃性に関連する可能性のある幅広い要因を含んでいる．セルフケア能力は，精神科救急サービスにおいて，入院させるかどうかを判断する際に，精神科医が特に重視する5つの変数のうちのひとつであると言われてきた（Way & Banks, 2001）．他の4つの変数は，自分に対する危険性のレベル，精神病症状の重症度，抑うつの重症度，そして衝動コントロールである．彼らの研究に参加した465人のクライエントは，都市部の4つの精神病院にて104人の精神科医によって評価された．アセスメントの焦点は10の領域に及んだ：「将来の自分に対する危険性のレベル，将来の他者への危険性のレベル，現在の精神病理の重症度，抑うつの重症度，精神病の重症度，物質乱用の重症度，セルフケアの能力，ソーシャルサポートの程度，患者が協力的かどうか」(p.215)．評価は8件法でなされたが，協力的かどうかについてのみ「はい／いいえ」で回答してもらった．著者たちは，入院した者と入院していない者を区別するためにステップワイズ回帰分析を利用した．ロジスティック回帰分析のステップワイズ法の結果，5つの変数が選択され，これが全分散の約半分を説明し，事例の84%を正確に予測した．5つの変数は，重要度の高い順番に：「自分に対する危険性」，「精神病症状」，「セルフケア能力」，「衝動コントロール」，「抑うつ」であった．「ソーシャルサポート」は，多変量モデルに残らなかったが，「セルフケア能力」と有意な相関がみられた．

　近年，ZiedonisとWilliams（2003）の研究によって，基本的な健康への無頓着によって病棟内の攻撃性が間接的に高められる例として，喫煙の影響が示された．この著者らは，多くの科学的研究を要約し，精神科患者における著しく高いレベルの喫煙がこれまでほとんど注目されていなかったことを示唆している．彼らはさらに，喫煙が様々な精神障害に著しい影響を与え，重度の喫煙が向精神薬の効果を深刻に弱めてしまうことを示した．看護や医療の観点から，頻繁に，定期的にクライエントの健康状態をみることで，暴力を予測する指標を明らかにすることができるだろう．このような配慮は，おそらく，食習慣（例. Atklnson & Ward, 2001; Hoffer, 2001），「長引くイライラ感や怒り，対人関係における対立」などがみられる月経前不快気分障害（p.715）(DSM-IV, 2002の更なる研究のための基準を参照のこと)，手術後の痛みによって誘発される怒り，治療を受け渋ったことからくる歯の不快感，長びく便秘，不安定な血糖値，といったものにまで広げられるかもしれない．

## 4 START項目の説明とスコアリングのポイント

「セルフケア」のコーディング：

| ストレングス | 脆弱性 |
|---|---|
| 基本的な個人衛生を保つ．パーソナルスペースを満足のいく状態で維持すること．適切な服装．正常な睡眠パターン．正常な食生活パターン．健康指導を受け入れる． | 最低レベル以下の個人衛生しか保たれていない．パーソナルスペースが散らかっていて，かつ／または汚い．独特な，または不適切な服装．問題のある睡眠パターン．問題のある食生活．問題のある水分摂取量． |

注：個人衛生は，この項目で検討する．これは，クライエントに深刻な感染症がある，またはその疑いがある場合には特に注目する．しかしながら，通常の状況でも，だらしなく，乱れた様子の人は，他者から距離を置くような態度を取られたり，不安がられたりする傾向がある．外見が周りの人にどのように影響を与えるのかを理解するために助けが必要な人は多い．

この項目で求められることは，人々の一般的な健康状態と見た目（例．衛生状態）についての看護的または医療的な視点からの慎重な評価である．これは，個人の易刺激性，怒りの爆発や攻撃的行動を，直接的または間接的に高めうる特定の要因の説明を必要とする．十分な食事と睡眠をとり，適度に運動をして，全般的に良好な健康状態を維持し，清潔を保ち，見だしなみに気をつけている人々は，ストレングス尺度で評価されるだろう．そうではない人は，脆弱性の評価がつくであろう．もちろん，すべての項目と同様，STARTアセスメントの時点で脆弱性とストレングスの両方が認められる者もいるだろう（例．普段はきちんとした服装をしている人が，糖尿病を患っていて，糖分の多い食べ物や飲み物を制限することができないようにみえる場合）．

## 6. 精神状態

> 「統合失調症の人々は，一般人口よりも暴力的である可能性が高いことが現在では認められている．あまり知られていないのは，社会における暴力のうち，統合失調症に起因する暴力の割合は小さいという事実である」
>
> (Walsh, Buchanan, & Fahy, 2002, p.490)

　この項目は，DSM-IV（APA, 2000）やICD-10（世界保健機構，1992）などの主要な診断アプローチに明瞭に示されているような主要精神障害の症状および徴候，特に思考と感情の障害に関連している．臨床家は，入院や退院についての意見を作成する際に，発言，感情や気分の障害，思考の形式と内容の障害，知覚障害，そして意識障害を含めた症状の有無と重症度を考慮する．

　臨床家は精神病のすべての兆候に注意を払っているが，妄想はおそらく最も一般的な症状であろう．90%以上のクライエントが，病気の経過中のどこかの時点で妄想を経験している可能性がある（Taylor et al., 1994）．暴力のリスクは，一般人口に比べて統合失調症の人々では有意に高いという見解を支持する説得力のあるエビデンスがあるが，しかし全体的な社会内暴力への寄与は小さく，おそらく10%未満であることも忘れることはできない（Walsh et al., 2002）．

　過去の研究は，一般的に精神病の存在は高い暴力率と関連していることを示唆してきたが（Volavka, Laska, Baker, & Meisner, 1997; Wessely et al., 1993; Cheung, Schweitzer, Crowley, & Tuckwell, 1997），その一方で，何人かの研究者は，暴力リスクとより強く関連している特定の種類の妄想の存在があることを示唆した（Link, Andrews, & Cullen, 1992）．被害妄想や迫害妄想は他害行為を引き起こす可能性があるが（Taylor, Leese, Williams, Butwell, Daly & Larkin, 1998），特定の症状の集合，つまり他者が自分を傷つけようとしている，あるいは，自分が外的な力の支配下におかれている，という信念を伴う症状（脅威／コントロール無効化妄想 threat/control override delusions; TCO妄想）が暴力リスクの重要な側面を代表していることを示した研究がある（Link & Stueve, 1994; Link et al., 1999）．

　過去10年の研究結果は，前述の先行研究の知見（訳者注：精神病が高い暴力率に関連していること）に意義を唱え，精神病における暴力率の増加は，「物質使用障害」と「怒り尺度」と「衝動性尺度」に同時に高得点がつくことによってよりよく説明されることを示唆している（Junginger, Parks-Levy, & McGuire, 1998, Appelbaum, Robbins, & Monahan, 2000; Monahan et al., 2001; Steadman et al., 1998）．実際，マッカーサー研究の結果は，妄想の存在は，他者への暴力のリスクを下げる可能性があると示唆している（Monahan et al., 2001）．

こうした知見は，妄想が暴力や自殺に結びつくことは滅多にないというエビデンスを示しているわけではないことに，評価者は注意を払うであろう．そして妄想により暴力行動を起こした既往がある人は，再びそうする可能性があるという臨床経験および科学的エビデンスに頼る．Appelbaum ら（2000）は，以下のように述べている．「（そうした研究は）過去に妄想に基づいて暴力的な行動を起こした人が，再びそうするかもしれないという臨床的見識が誤りであることを証明しているわけではない．同様に，救急現場において，過去の暴力歴や地域サポートの経過がわからないような，激しく不穏で妄想的な人がいたときに，その人の潜在的脅威を無視してよいということを支持しているわけでもない」（p.571）．

健康，物的資源，金銭面において重大な困難がもたらされるとき，自傷や自殺についての懸念が高まる．こうしたストレッサーは，精神障害を抱えた人々にとって特に重大である．330 人の成人のホームレスの人々を対象とした研究において，Eynan ら（2002）は，精神障害の生涯診断がついたすべての人々が自殺念慮を報告し，精神障害の現在診断がつく人々のおよそ 4 分の 3（72%）に自殺未遂歴があることを報告した．

「精神状態」のコーディング：

| ストレングス | 脆弱性 |
| --- | --- |
| 思考の安定性と焦点，柔軟性を維持できる．一貫性がある．論理的，抽象的，そして革新的な思考を示す． | まとまりのない思考．強迫観念または固執的思考．妄想．幻覚．思考の貧困．観念奔逸．混乱．失見当，注意や記憶機能の低下． |

## 7. 情動の状態

　情動（emotion）とは，情調の変化や，生理学的な行動の変化によって特徴づけられる覚醒状態である．情動の外的発現は「感情（affect）」と呼ばれる．クライエント自身によって報告される広汎で持続的な心理状態は「気分（mood）」と言及される．気分は情動と同義ではなく，一般的に高揚感や抑うつに言及するために使われる．情動の他の例としては，喜びや悲しみ，恐怖，怒りなどがある（Miller & Keane, 1987）．

　理論家のほとんどは，情動状態は多面的であり，多数のシステムに影響を及ぼすと考えている．行動は，認知的，生体生理学的，そして感情的なプロセスの複雑な組み合わせの結果によって起こる．情動の辞書の定義では，「愛や恐怖のような強い気持ち」，「感情の強さ」，「焦燥」，そして「心の動揺」といった用語が強調されている（Concise Oxford Dictionary, 1995, p.442）．

　人の情動状態は，個人に様々な影響を与える．情動状態は，推論能力に強い影響を及ぼす．また，情動状態は，人の意思決定，活動，記憶，注意，随意筋などにも影響する．それは個人の情動状態と一致したかたちで多様な非言語的行動に反映される．例えば，誰かに向かって拳を突き上げることは，情動の興奮，態度，注意の焦点に関する情報を伝えるための意図的な役割を果たす．

　情動（感情）状態は，どのように経験が処理されるかに影響を与え，行動の動機づけに組み込まれる．人々は，以下の3つの情動状態のいずれかの間を揺れ動く可能性がある：（1）ポジティブな情動状態（リラックス，喜び，興奮，楽しみ，受容，信頼）；（2）ネガティブな情動状態（不安，罪悪感，欲求不満，いらいら，怒り，敵意）；そして，（3）中立的情動状態，つまりその時点でほとんどまたは全く感じない（平板化または鈍麻した感情）．

　怒りは情動であり，敵意は慢性的な怒り状態が個人の気分に反映されたものである．怒りは暴力行動の重要な先行要件であるため，暴力リスクの重要な寄与因かもしれない．「怒りの制御困難は，多くの異なるタイプの犯罪者の臨床的プロフィールにおいて，心理的苦痛の重要な構成要素である．こうした犯罪者では，攻撃性に対する通常の制御は，高まった興奮によって無効化される場合がある」（Novaco, Ramm, & Black, 2000, p.283）．

　差し迫った暴力に対する比較的信頼性の高い予測因子には，「攻撃前緊張状態（preassaultive tension state）」（Lanza, 1988），または「急性興奮段階（acute excitement phase）」（Craig, 1982）がある．絶望感は，結果をほとんど考慮せずに行動することにつながるかもしれないが，自傷行為以外のいかなる暴力の形態も一貫して予測することは見出されていない（Gray et al., 2003）．Teplin, Abram, McClelland（1994）は，躁状態と抑うつは，刑務所

から釈放された元受刑者の暴力を予測しないことを発見した．幅広い感情を経験できないことは，計画立案，意思決定，有意義な人間関係を維持することの困難と関連しており，個々の犯罪行為を起こしやすくする可能性がある（Rosenthal, 2002）．

Eynanらによる330人のホームレスを対象とした研究（2002）では，気分障害の生涯診断のある者の75%が希死念慮を報告し，42%が自殺未遂をしたことが判明した．この重大な影響は，希死念慮（うつ病の基準のひとつ）を統計的に統制した後も示された．

自傷行為，自殺，暴力行動には，共通する情動の構成要素が多い．すなわち，怒り（例．Goldsmith et al., 1990; Novaco, 1994），個人的な危機，恐怖，そして絶望感（例．Korn et al., 1992; Toch, 1975）である．情動状態が自殺の誘発因子としての重要であることのエビデンスは，境界性パーソナリティ障害の患者に対する弁証法的行動療法（DBT）が成功したことによって，臨床的に証明されている（Linehan et al., 1991; Linehan et al., 1993）．DBTはスキルの中でも情動調整や苦痛耐性を向上させ，その結果，伝統的な介入と比べた場合，自殺や自傷行為を有意に減少させることが示されている．

「情動の状態」のコーディング：

| ストレングス | 脆弱性 |
|---|---|
| 機嫌が良い．ユーモアのセンスがある．希望がある．情動面に回復力がある．情動を経験することができる能力．状況に適した気分． | 抑うつ状態．不適切に高揚した気分．不安定さ．悲観的．情動的に引きこもる．無気力な．無価値感．絶望感．怒りっぽさ．怒り．制約された情動． |

## 8. 物質使用

　Hodgins ら（2007）は，物質乱用・依存率が一般精神科患者（74%）と司法精神科患者（70%）では驚くべき割合であることを報告した．物質使用は，クライエント群と非クライエント群との間にみられる暴力率の差をよく説明すると信じられており，研究では，物質乱用と精神障害の間に潜在的な相互作用があることが指摘されている（Silver et al., 1999; Steadman et al., 1998）．

　Swanson（1994）の疫学的キャッチメントエリア調査によれば，物質乱用者では暴力が10倍増加し，精神障害よりも暴力と強い関連性があることが明らかになった．Steadmanら（1998）も同様に，特に統合失調症といった主要精神障害の診断は，パーソナリティ障害や適応障害と比べて暴力率がより低いことと関連があると結論づけた．しかしながら，主要精神障害に物質乱用の併存診断があると，暴力を強く予測した．Hodgins（1992）によるスウェーデン人を対象とした出生コホート研究は，物質使用障害の相対的危険度は，男性では15.4，そして女性は54.6であることを明らかにした．Eronen, Angermeyer, Schulze（1998）は，フィンランドの一般的な男性集団と比較して，精神科疾患を抱えた男性における殺人リスクのオッズ比は，統合失調症が7.2，アルコール依存症が10.7，アルコール依存症と統合失調症が併存している場合は17.2であったことを報告した（同様にWalsh et al., 2002 を参照のこと）．

　物質使用には以下の作用がある：（1）危険や欲求不満といった社会的手掛かりを正確に判断する能力を減少させる（例. Pihl & Peterson, 1993a, 1993b）；（2）反社会的行動を合理化する方向に働く；（3）セルフモニタリングと長期的な影響に対する注意を減少させる；（4）攻撃的衝動への脱抑制作用をもたらす（Swanson, 1994）；（5）精神病症状や焦燥感を悪化させる（Swartz et al., 1998）；（6）対人関係の葛藤が増え，ソーシャルサポートが損なわれる；（7）クライエントを暴力的または略奪的な環境や仲間にさらし（Goodman et al., 2001; Hiday et al., 1999; Swanson et al., 2002; Swartz et al., 1998），刑事司法システムへの接触の可能性を高める（Borum, Swanson, Swartz, & Hiday, 1997; Swanson, 1994）．さらに，研究は，物質乱用はホームレスや，投薬治療や治療への不遵守といった不安定化に関連する他のネガティブな結果をもたらす可能性があることを示唆している（Hunt, Bergen & Bashir, 2002 を参照のこと）．Hunt ら（2002）は，男女の急性期治療患者に対する4年間のフォローアップ調査において，併存診断のある患者ではない患者に比べて，再入院率の平均が2倍以上であり，入院期間が長いことを報告した．現在の中毒状態は，自殺（例. Hayes, 1989; Polvi, 1997; Zapf, 2006）や暴力（Hodgins, 2002）に対して，物質乱用の診断と同等の臨床的意義をもつことがある．

## 4 START項目の説明とスコアリングのポイント

　評価者は，選択した薬の影響下でのクライエントの過去の行動を考慮すべきである（例. Boles & Miotto, 2003; Friedman, 1998）．適量のマリファナは，暴力的，攻撃的な行動の減少と関連することが報告されてきた（Boles & Miotto, 2003; Reiss & Roth, 1993を参照のこと）．DSM-IV-TR（APA, 2000）は同様に，物質乱用がクライエントの行動に与える影響は，部分的には物質の特性を反映するだろうと指摘している．具体的には，コカインを乱用する人は，比較的安価で手に入りやすい吸入剤を乱用する人よりも，自らのアディクションを継続するために犯罪に手を染めやすいかもしれないことがその例である．

**「物質使用」のコーディング：**

| ストレングス | 脆弱性 |
|---|---|
| 断薬・断酒する．節酒する．摂取量を制限する．責任を負う．関連法規を遵守する．他人を悪影響から守る（すなわち，無責任な使用の結果を認識している）．治療を受け入れる（必要な場合）． | 物質使用の影響下で自己または他人に有害な影響を与える．違法物質の使用．見境のない摂取．処方薬または処方されていない治療薬を不適切に摂取する．治療の必要性を否認する（必要な場合にも）．制御不能の使用．中毒．依存． |

　注：この項目のコーディングでは，評価者は一見すると矛盾する選択肢に直面するかもしれない．例えば，A氏には明確で深刻な物質乱用歴があり，物質の影響下では攻撃的になり，自傷行動に至るという既往がある．彼には問題に対する病識がほとんどなく，過去にはアディクション・カウンセリングを拒否した．A氏はこの数カ月間，精神科保安病棟に入院しており，アディクションは強制的な寛解状態の早期にあると考えられる．彼は，物質乱用プログラムに参加し，自分のアディクション問題に対する病識が向上している．この状態では，脆弱性を「0」と評価したい気持ちになるかもしれない．しかしながら，現状は，我々の重要関心事である「退院してリスクが高まったときに再発する可能性はどのくらいあるか」を示しているというよりは，むしろ組織化されたリスクマネジメントの成功を示していると考えるべきであろう．したがって，脆弱性は「1」または「2」の評価がより適切である（サマリーシート上では重要項目としてチェックを入れる可能性が高いだろう）．同様に，彼の治療への参加は自発的に見えるかもしれないが，単に強制参加だと理解している結果かもしれないので，必ずしもストレングスとして評価されるべきではない．しかしながら，治療への抵抗があるにもかかわらず病識が向上しつつあることについては，ストレングスを「1」と評価するに値するだろう．

## 9. 衝動コントロール

　Dickman（1993）は衝動性について，「同等の能力と知能を持つ多くの人々と比べて，あまり考えずに行動する傾向を指す」とうまく表現した（p.151）．彼はまた，衝動性は機能的側面と非機能的側面の両方によって特徴づけられていると主張している．人は誰でも時には唐突，自発的，寛大な，他者の行動によって影響を受けるが，その中には，極めて無私無欲な行動もあるだろう．この事実は，しばしば，司法（Eaves, Douglas, Webster, Ogloff, & Hart, 2000を参照のこと）や精神科の領域では見逃される（Wishnie, 1977を参照のこと）．DSM-IV-TR（APA, 2000）では，衝動性は「マイナスに作用するもの」として広くみなされている．これは，DSM-IV-TRのかなりの数の障害の特徴になっている．そのうちの5つは「分類不能の衝動制御の障害」と呼ばれる別のセクションに分類された．その5つの障害とは，放火癖，病的賭博，間欠性爆発性障害，抜毛癖（自分の髪を繰り返し引き抜く），および，特定不能の衝動制御の障害である．DSM-IV-TRによると，このグループを見分ける点は，衝動的行動を起こす前に緊張が高まり，その後に喜び，満足感，安心感が生じる傾向があることである（p.663）．

　脱抑制，新奇性希求と刺激希求性，対人関係上の不安定さや施設内の問題行動に関連した特性といった，衝動性の多様な役割についての研究は確立されている（Barrett, 1994）．衝動性は，持続的な否定的態度のように，深刻な反社会的パーソナリティやサイコパスの顕著な特徴のひとつと考えられている（Hare, 2003）．この領域において困難が入り組んでいる場合は，慎重なアセスメントを必要とする．なぜなら，こうした障害は，臨床家にも管理者にも深刻な挑戦課題をもたらすからである．

　一般的に，精神科，司法精神科，そして矯正施設の中で「衝動的」であるとみなされる人は，スタッフの目からは容易に見破ることができることが多い．ソーシャルワーカーのHenry Epsteinは，特に衝動性のある司法精神科患者は，「いくらかの達成感とコントロール感を維持できるように，環境を"操作"するためのテクニックを開発し，洗練させてきた」と示唆している（1993, p.297）．彼はさらに，コントロールに対するこうしたこだわりは，不安，罪悪感，怒り，抑うつ，そしてアンビバレンスを回避する働きをしていると述べている．彼らは，課される制約に抵抗するのと「同時にそれを切望する」のである（p.296）．彼らは退院を要求するかもしれないが，それでいて，彼に課された制約を減らすべくまさに取り組んでくれている人々の努力を妨害しがちである．このような限界を試すような行動を「病理」のせいにしたい誘惑にかられるかもしれないが，Epsteinは，「まさに我々が病理とみなす行動は，同時に，彼らがこれまで対処し適応するために学習してきた最善の行動でもある」と述べている（p.298）．

著しい例として，自傷行為や自殺が挙げられる．臨床研究は，衝動性が自殺や自傷行為と重要な関連を持っていることを証明している（Polvi, 1997; Vanderhoff & Lynn, 2001 のレビューを参照のこと）．Hendin ら（2001）は，自殺した26人の患者がセラピストに伝えていた情報を研究した．そうすることによって，彼らはいくつかの指標を抽出することができた．含まれていたのは，引き金となる出来事，抑うつ以外の1つまたは複数の激しい感情状態，自殺を暗示する発言あるいは行動，物質乱用の増加，そして社会的または職業的機能の喪失であった．衝動性も指標として挙げられており，26人中15人が中等度または重度と評価されると感じていた．Casillas と Clark（2002）は，衝動性のような特性は，パーソナリティ障害と薬物乱用や自傷行為といったその他の障害がなぜ併存するのかを説明する際に，重要な役割を果たすと主張した．

「衝動コントロール」のコーディング：

| ストレングス | 脆弱性 |
| --- | --- |
| 抑制がきいた．落ち着いた．自制的な．慎重な．制御された．行動する前に考える．結果を考慮する．欲求不満耐性が高い． | 神経が高ぶった．言動に一貫性のない．コントロールを失った．興奮した．危険をかえりみない．衝動的．その場のはずみで行動する．結果を予測しない．欲求不満耐性が低い． |

注：衝動コントロールの側面は，実験環境下ではかなり正確に測ることができるが（Schachar & Logan, 1990），臨床家の実践においては，たいてい，入手できる限りの記録，同僚による記録，面接時の応答から得られた情報を使って患者の自己制御能力を評価しなければならない．面接では，生活をどの程度コントロールしているか，どのくらい権限を持っていると感じているか，そのくらい自己制御能力を持っているか，などについて患者に直接尋ねることが役に立つことがある．

## 10. 外的誘因

> 「ハイリスクの人でも，実際に暴力的なのは，わずかな時間である．彼らの暴力の
> タイミングは，おそらく，状況要因によって影響を受けるのだろう」
>
> *(McNiel et al., 2002, p.154)*

　状況や環境が暴力に及ぼす影響の大きさは，これまで見過ごされてきた（例. Loza, 2003）．司法精神保健における優先課題についての最近のレビューにおいて，Hodgins (2002) は，「反社会的，攻撃的行動のリスクは，とりまく社会環境の特徴によって増加する」と結論づけた (p.11)．例えば，重篤な精神障害を患う人々のように，暴力のリスクが高いと考えられる集団であっても，大半の人は暴力行為を起こさない (Stueve & Link, 1997; Swanson et al., 2002)．

　Mulvey と Lidz (1998) は，「異なる条件下で暴力的な患者のクラスターを区別することが次の作業段階である」と主張した (p.S113)．いつ，どのような条件で他者を傷つける可能性があり，どのような種類の介入が暴力の可能性を減らすかを考慮した「条件判断」(Mulvey & Lidz, 1995) の必要性が，繰り返し文献中に示されてきた (Hart, 1998; Heilbrun, 1997; McNiel et al., 2002)．Ilkiw-Lavalle と Grenyer (2003) は，入院患者に攻撃性を引き起こす要因を調査した．スタッフは患者の精神状態が攻撃性の主要要因であると理解し，攻撃性をマネジメントするためには，投薬を変えることが必要だと信じていた．対照的に，患者は病気と対人関係要因と環境要因は，どれも同じくらいの影響力で攻撃性の原因になると理解していた (Ilkiw-Lavalle et al., 2003)．物質乱用，暴力被害歴，環境内の暴力といった多くの社会環境要因が，患者の機能に影響を及ぼす (Klassen & O'Connor, 1994; Swanson et al., 2002)．単独で予測因子になるような変数はなく，リスク要因は単独では作用せずに累積的に影響するというエビデンスがある (Swanson et al., 2002)．Swanson ら (2002) は，暴力リスクを軽減するための介入は，患者のサブグループに特有の関心事や経験に特化して取り組むような「ニュアンスモデル（微妙な違いに着目するモデル）」(p.1528) であるべきだと提唱した．

　経済的不利，武器，物質乱用，暴力といった特徴を持つ近隣地域や家庭は，患者の不安定化リスクを増加させる (Lynam et al., 2000; Silver, Mulvey, & Monahan, 1999)．Toch と Adams (2002) は，不適応的環境が有害であるのと同じように，社会環境は，葛藤や争いの機会を提供したり，何が向社会的行動なのかを認識しにくくさせたりする可能性があると述べている．反社会的な仲間は，不安定化や犯罪の可能性を増加させる働きを持つ (Goggin, Gendreau, & Gray, 1998; West & Farrington, 1977)．物質使用や自傷，自殺が「ストレスへの反応と

しての……学習された反応バイアスまたは遺伝的素因」になっている患者にとって，外的誘因は重要な役割を果たす (Silverman et al., 1998, p.136)．自傷行為をする人々は，自分たちには緊張や痛みを解放したり，感情や気持ちを表現したり，自分を処罰するニーズがあることを度々報告している (Brown et al., 2002)．自殺の潜在的可能性は，怒りや最近の喪失（例．離婚）あるいはストレス（例．失業）を持つ人々において増加することが知られている (Bonner, 1992)．

「外的誘因」のコーディング：

| ストレングス | 脆弱性 |
| --- | --- |
| 向社会的な仲間．適切な生活状況．変化する状況や圧力に関係なく行動する．簡単に影響を受けて無責任な行動や違法な行動をとるようなことはない． | 悪影響を及ぼすような仲間に感化される．不適切な環境に影響を受けやすい．特定の外的な不安定化要因に影響される．環境の変化に影響を受ける．武器を使える環境にある． |

注：評価者は，以下のことを考慮すべきである：（1）誘因を認識し，回避し，それに対処する患者の能力；（2）クライエントの過去の犯罪の性質（例．放火，配偶者への暴力，近親姦）；（3）過去の被害者との人間関係（例．子供，パートナー，他人）(Marra, Konzelman, & Giles, 1987 を参照のこと)；そして，（4）不安定化を引き起こす環境要因（例．薬物）(Swanson et al., 2002; Gadon, Johnstone, & Cooke, 2006)．自己報告や側副情報を使用して，患者の人生の中で過去に安定していた時期に関係した背景（特定のグループホーム）や，人間関係（特定の家族メンバー）についての詳細を集めるべきである（例．患者はどこで安全または望まれていると感じるのか．再発することなく長期間が過ごせたのはいつだったのか）．

評価者は，背景にある出来事と，クライエントの属性との相互作用がどのような現れ方をするのか判断するという追加的な課題も負っている (Blackburn, 1983; Fransson, 2000; Hodgins, 2001; Loza, 2003; Webster, Eaves, & Halpin, 2001)．誘因は，患者の視点から評価されなければならない．ある人にとっては些細なことが，別の人にとっては非常に大きなストレスかもしれない (Hodgins, 2001)．特定の場所は，一部の人（例．混乱しやすい人）には刺激が大きすぎる一方で，他の人（例．刺激を求める人，Toch & Adams, 2002）には刺激が足りないかもしれない．

## 11. ソーシャルサポート

　ソーシャルサポートは，健康と病気のどちらにも影響を及ぼし，他者から受けている人的サポート，情緒的サポート，道具的サポートによって評価することができる．ソーシャルサポートは，所属感，承認，安全，愛情の感覚を与える．友情関係やピアサポート関係は，個別事例ごとに評価されるべきである．また，ソーシャルサポートは，ストレスフルな生活上の変化の緩衝剤となり，ストレスをマネジメントしたり，軽減させたりする助けになる．

　精神障害のある人々のほとんどは家族と同居していない．精神障害の人々の社会的ネットワークは，あまり注目されてこなかった (Goldberg, Rollins & Ehmann, 2003)．統合失調症の人々は，一般的に，精神障害のない人々と比較して，社会的ネットワークが著しく小さい (Beels, Gutwirth, Berkeley, Struening, 1984; Goldberg et al., 2003; Westermeyer & Pattison, 1981)．精神障害の人々の社会的ネットワークには，同じような問題を抱えている家族や他者の割合が高い．それゆえに，社会的ネットワークの多様性が制約されている傾向にある．

　統合失調症の陰性症状は，社会的ネットワークが小さいことと関連していることが明らかになっている (Goldberg et al., 2003; Hamilton, Ponzoha, Cutler, & Weigel, 1989; MacDonald, Jakson, Hayes, Baglioni, & Madden, 1998; Pattison & Pattison, 1981)．社会的ネットワークが広いことは，生活の質（QOL）と明確に関連しており (Lam & Rosenheck, 2000)，心理社会的機能は社会的ネットワークの構造に関連している (Goldberg et al., 2003)．

　スウェーデンの研究者たちが，統合失調症の人々の地域の生活状況，生活の質（QOL），社会的ネットワークについて調査した．その結果，一般的に，統合失調症の人々は社会的ネットワークが乏しいが，単身で生活しているほうが，家族と同居している場合よりも，社会的ネットワークが良いと認識していることが明らかになった (Hansson et al., 2002)．ソーシャルサポートを増やすための介入では，潜在的に支援的な人間関係を動員することに焦点を当てるかもしれない．

　クライエントは，ソーシャルサポートに関して多くの困難に遭遇する．一人ひとりに個性があるため，健康やパーソナリティ，コーピングや社会的能力に応じて，ソーシャルサポートに対する個々のニーズは異なるであろう．社会的ネットワークの中には，葛藤や機能不全の力動が働いているために，ポジティブでないものもあるかもしれない．

　司法精神科患者はしばしば長期間にわたって入院または投獄されているため，ソーシャルサポートに関して数々の困難に直面する．そして，彼らは罪を犯した，あるいは，不適切な行動をした地域に戻って生活をするかもしれない．社会的接触やソーシャルサポートの欠如は，再発や再犯につながる可能性がある．会話スキルの欠如や，人間関係を維持す

ることができないといった対人関係スキルの不足は,ソーシャルサポートを十分得るための障害となるだろう.ソーシャルサポートは,アルコール症や薬物乱用によって低下する可能性が高い.そして,自殺のリスク要因には,社会的孤立が含まれる (Heikkinnen, Aro, & Lonnquist, 1993).一方,十分なソーシャルサポートは,自殺を予防する効果がある (Rihmer, Belso, & Kiss, 2002).このように,ソーシャルサポートを高めることは,ポジティブな社会的ネットワークと生活の質(QOL)の促進に役立つであろう.そして,クライエントのソーシャルサポートを改善することでリスクマネジメントに役立てることができる.

「ソーシャルサポート」のコーディング：

| ストレングス | 脆弱性 |
| --- | --- |
| 家族,友達,専門家,周囲の人々からソーシャルサポートを受けている.十分な社会的ネットワークがある. | ソーシャルサポートを利用できない,あるいは受け入れられない.社会的ネットワークが不十分である. |
| クライエントは効果的なピアサポート（PPS）を受けていますか？　　　はい／いいえ ||

注：ソーシャルサポートの評価は,複雑で,多次元的である.アセスメントに役立つかもしれない問いは以下の通りである：

クライエントの社会的ネットワークの大きさと構成はどうなっているか？　クライエントは,家族,友人,同僚,ピアサポーター,自助グループ,地域援助機関とつながりはあるか？　クライエントと社会的ネットワークの人々との接触の頻度,強さ,持続時間はどれくらいか？　いつ,どのように,つながりが発生するのか？　その人間関係の目的は何か？　いつ,社会的ネットワークを利用できるのか？　クライエントは,必要なときに,ソーシャルサポートを利用するか？　クライエントは,ピアグループから孤立しているか？　ソーシャルサポートシステムに何らかの変化はあるか？　社会的ネットワークのメンバーは,クライエントが必要としているサポートを提供しているか？　クライエントは,ソーシャルネットワークを広げるための対人関係スキルを持っているか？　患者は,自助グループ,あるいは,支援グループと人間関係を構築することを受け入れているか？　クライエントは,同じような経験をした人とピアサポート関係を構築することを受け入れているか？

## 12. 物的資源

> 「報酬の分配が不公平になされ，そうした資源分配の末端にいる者たちが，無謀で危険な行動を起こしても失うものは何もないと感じるとき，暴力的な手段を含めた社会的競争の手段がエスカレートし，それを魅力的に感じるようになる」
>
> *(Daly, Wilson, & Vasdev, 2001, p.220)*

　物的資源，あるいはその欠如はあまりにも明らかで基本的なリスク要因であるため，個別事例において，それが破壊的，攻撃的，暴力的な行動に与える影響が容易に見逃されてしまう (Hsieh & Pugh, 1993). このことは自傷行為，あるいは自殺についても当てはまるようだ．世界保健機構 (WHO; 2002) は，世界中で70万人の人々が，暴力が原因で死に至ったと見積もった．そのうち半数程度が自殺により死亡し，30％が対人暴力により死亡し，30％が集団虐殺や戦争といった集団的な暴力により死亡している．WHO は，個人間で発生する対人暴力のリスク要因をまとめている：(1) 児童虐待とネグレクトの被害者であること (例. HCR-20 の H8) (2) 物質乱用 (例. HCR-20 の H5, START の項目) があり，かつ若年者であること (間接的に HCR-20 の項目2と関連する可能性がある). WHO はまた，家族についても以下の通りにまとめている：(1) 夫婦の不和 (HCR-20 の R5), (2) 両親の不和 (HCR-20 の R5), (3) 家庭の社会経済的地位が低い (この START 項目). WHO は，また，(1) 社会資本が少ないこと，および (2) 犯罪率が高いことが対人関係の暴力に寄与することを示している．

　Eynan ら (2002) は，カナダのトロントにおいて，330人の成人のホームレスを対象にインタビュー調査を実施した．その結果，全体の61％の人々が過去に希死念慮を抱き，34％が実際に自殺未遂をしていた．男性に比べて女性のほうが希死念慮と自殺未遂を多く報告していた．特記すべきことは，子供時代に少なくとも1週間以上ホームレスを経験したことが，希死念慮と関連しているように見えるという結果であった．また，統計学的に有意ではなかったが，社会経済的地位の上流階級出身者は，中流階級出身者に比べて，希死念慮や自殺企図のリスクが低かった．一方で，中流階級出身者は下流階級出身者よりも，希死念慮や自殺企図のどちらの統計においてもリスクが低かった (p.423, 表2). 研究参加者の13％のみがフルタイムまたはパートタイムで働いており，36％には収入がなく，29％は福祉あるいは障害手当を受給していた．驚くにはあたらないが，研究参加者のほとんどは，精神障害に苦しんでおり，それが希死念慮や自殺企図に統計的に関連していた．

　Elbogen, Swanson, Swartz, Wagner (2003) は，精神病性障害，あるいは，主要感情障害を有する240人に調査を実施した．全員が非自発的な入院をしており，ノースカロライ

ナ州の病院を退院する間近であった．そのうち，41％が第三者（その多くが家族であり，77％を占めていた）に金銭管理を支援してもらっていた．金銭管理をしてもらっている人々のほとんどは，基本的な生活必需品は満たされていると報告した．しかし，研究参加者の半数は，娯楽活動に参加するための手段（お金）を持ち合わせていなかった．研究者らは次のように結論づけている．すわなち，「重症精神障害者に対する治療が，ソーシャルスキルトレーニングやソーシャルサポートネットワークの開発を強調していることからすると，この結果は，金銭的な制約が治療努力を台無しにする可能性があることを示している．それゆえ，臨床家は，患者の社会的孤立が精神症状の悪化により二次的に生じているのか，あるいは，単に経済的に恵まれないために社会的活動に参加できないせいなのかを評価する際に，患者の財政に関連した状況がどのような役割を果たしているかを考慮することが重要である」(Elbogen et al., 2003, p.1140).

　Evans (2004) は，幼少時代の貧困の影響について説得力のある見解を述べている．彼の分析によると，経済的に困窮した子供は，経済的に恵まれた子供と比較して，暴力，家族内の騒動，不安定さ，混乱，過密環境をより多く経験する．そして彼らの近隣住民はより危険であり，飲み水や，吸い込む空気の質も悪い．経済的に困窮した子供は，ソーシャルサポートと教育的支援を受けづらい．Evans は，「我々は，貧困の生態学的な現状に真剣に取り組む必要がある．そして，収入や社会経済的地位を，人間の行動と福祉のモデルの中で説明のつかない交絡要因として扱うのをやめなくてはならない」と述べている (p.88)．Evans はこれを心理学者に向けて述べていたのだが，彼の見解は，すべての精神保健と矯正領域の専門家に通じる内容である．

**「物的資源」のコーディング：**

| ストレングス | 脆弱性 |
|---|---|
| 十分な財産／収入がある．経済的に困窮していない．責任ある金銭管理ができる．安定し，十分な住居環境がある． | 経済的に制約されている．無責任な金銭管理．多額の借金がある．金銭計画の支援を受け入れない．貧困，あるいは，不安定な住居．食べ物，交通機関による移動，ヘルスケア，手ごろな気晴らしや娯楽に使えるお金を持ち合わせていない． |

# 13. 態度

　SimourdとOlver (2002) は,「犯罪志向性の態度,価値感,信念,正当化から広く構成される*犯罪的態度 (criminal attitudes)*」という用語を提唱した (p.428). 向犯罪的な信念や価値感は,暴力の行使を許容し,反社会的行動を正当化する (Müller-Isberner, 2001). 対照的に,向社会的信念や明確な行動規範は,犯罪／暴力を防止する主要な要因である (Pollard & Hawkins, 1999). それゆえ,態度は,治療の明確な標的である (McNiel, Eisner, & Binder, 2001; Stueve et al., 2001).

　地域における反社会的態度と逸脱行動の関連 (Quinsey, Coleman, Jones, & Altrows, 1997) と,施設における反社会的態度と逸脱行動の関連は,先行研究の中で十分に確立されている (Andrew & Bonta, 1998; Simourd & Olver, 2003). ネガティブな態度は,犯罪に特徴的なライフスタイルの,四大リスク要因（'big four'）のひとつである (Andrews & Bonta, 1994). Gendreau, Little, Goggin (1996) は,犯罪的態度と仲間関係の合成尺度が,再犯を最もよく予測することを示した（犯罪歴,物質乱用,家族要因などよりも予測力が高かった）. また,犯罪的態度は,施設内の問題行動を最もよく予測し (Gendreau, Goggin, Law, 1997),男女ともに,犯罪行為を予測するのに適した因子としても言及されている (例. Simourd & Andrews, 1994).

　McNiel ら (2003) は,一部の患者によって引き起こされる暴力リスクを理解するのに有用な新しい理論的概念を提唱した. 彼らは,「攻撃的帰属スタイル (aggressive attributional style)」を,「他者は性質としての悪意を持って深刻でいわれのない危害を加えようしてくるため,それに対して人はいかなる手段をもって自己防衛してもよい権利がある,という認識を特徴とする思考パターン」と定義した. Beck (1999) は,認知の歪みが,自殺行為と他者に対する暴力の両方を説明すると主張した. 抑うつ的,ネガティブあるいは悲観的な思考パターンになりがちなクライエントは,自傷行為,自殺,そして暴力的な思考や意図に至るリスクがある. 慢性的な怒り (Bonner, 1992; Novaco, 1994),絶望感,恐怖や自己不信感は,自分自身を攻撃する人や,他者を攻撃する人に共通している (例. Beck, 1999; Korn et al., 1992; Toch, 1975).

## 4 START項目の説明とスコアリングのポイント

**「態度」のコーディング：**

| ストレングス | 脆弱性 |
|---|---|
| 向社会的．適切に自信がある．礼儀正しい態度．寛大である．後悔する（必要に応じて）．誠実である．率直である．他者に配慮する．他者に寛容．正当な権威に敬意を払う．適切な自尊心．素直に受け入れる． | 向犯罪的．攻撃的．誇大的．冷淡．無慈悲．自己愛的．自己中心的．共謀的．敵対的．不誠実な．共感を欠いた．攻撃的帰属スタイル．すぐに腹を立てる．憤慨している．自尊感情に問題を抱えている． |

注：この項目をつける目的は，クライエントがどのように考えているのか（例．帰属スタイルや悲観主義）のみならず，*何を*考えているのか（例．意見）を考慮し（Andrews & Bonta, 1994; Beck, 1999，*行動の*パターンを観察することである（Boer et al., 1997; Müller-Isberner, 2001）．評価者は，自己報告だけでなく，側副情報から考察したいと考えるであろう．Müller-Isberner（2001）は，ネガティブな態度の変化を評価する際には「慎重に，恐らく懐疑的になるくらいでよい（p.90）」ことを推奨しており，自己報告から得られた情報に比べて観察された行動がいかに重要かを指摘している．

クライエントが（自他に対する）犯罪や暴力が役に立つ（例．欲求不満解消）という信念に執着している証拠や，曖昧な社会的手がかりに対して相手に意図や敵意があると帰属させるパターンや，向犯罪的，反社会的，悲観的，または反権威主義的な態度を繰り返し示しているときは，リスク（脆弱性）を1または2と評価する必要があるだろう．社会的手がかりにどのように関心を向けて解釈するか（例．彼氏があの彼女と浮気した）や，知覚された脅威／ニーズを解決するためにどのような反応の選択肢があると評価するか（例．自己や他者を攻撃する，物質を使用する），どのように反応の結果を予測するか（例．彼女を殴らないと面目を失う，または，自傷する／薬物でハイになると不安が減る），そして，そのような行動をとるか（例．クライエントは最近，反社会的行動を示したか，あるいは，向社会的な行動と自制を示したか）などに，態度は反映されるであろう（Dodge & Crick, 1990を参照のこと）．

過去の犯行の軽視／否認や，冷淡さを示す表現や，被害者のせいにしたりする場合には，脆弱性のスコアは1または2と評価されるであろう．共感したり，寛容であろうとしたり，過去の反社会的行動を償おうとしたり，将来の反社会的行動を減らす努力をしたり（例．向社会的な人とつきあったり，かつ／または向犯罪的な仲間から離脱したり，治療への明確で熱心な取り組みをしたり，物質使用を減らしたり）といった純粋に見える努力をしているときは，ストレングススコアを1または2と評価するに値するだろう．

## 14. 服薬アドヒアランス

　精神障害のある人が自己や他者に及ぼす暴力のリスクは，適切なリスクアセスメントのプロトコルや監督を強化する戦略をとることで軽減される可能性があるが，それでも治療的介入に対するアドヒアランスは，依然として，効果的なリスクマネジメントの不可欠な要素である．推定によれば，退院後，精神科患者の最大30％が初回の外来予約に受診せず，そして，同様の高い非受診率は，救急処置室やプライマリケア医からクリニックに紹介された患者についても言われている．服薬不遵守と精神状態悪化と医療機関への再入院の間の密接な関連について報告している学術論文は，既にあり余るほどある (Bartels, Drake, & Wallach, 1996; Casper & Regan, 1993; Fenton, Blyler & Heinssen, 1997; Fischer, Booth, & Cuffel, 1996; Pristach & Smith, 1990; Swartz et al., 1998)．

　DiMatteo, Lepper, Croghan (2000) は，不安障害と服薬不遵守の関係は一貫していない一方で，うつ病と服薬不遵守の関係性は，実質的で有意な結果であることを報告した．うつ病の患者は，うつ病ではない患者と比較して治療勧告に従わない可能性が3倍高く，その結果，自傷行為や自殺のリスクの懸念が高まる．

　物質使用障害の併存は追加的な困難をもたらし，服薬不遵守，敵意，暴力と統計学的に有意に相関する (Smith, 1989; Bartels et al., 1991)．同様に，Swartz ら (1998) は，暴力歴に物質使用と服薬不遵守が組み合わさると，将来の法執行機関との接触を信頼性高く予測した．また，物質使用と服薬不遵守の組み合わせは，入院前の数カ月間の暴力と有意に関連していたことを報告した．著者らは，「これらの知見は，重度の精神障害がある人が体験する問題の特定の組み合わせに光を当てている．特に治療への抵抗，病状悪化，物質乱用，暴力，そして施設内再犯といった，自己永続的サイクルに陥る可能性のある人々には特に当てはまるだろう」と述べている (p.230)．

　有害な副作用，過度に複雑な投薬計画，投薬の潜在的な利益に対する洞察がないこと，最適レベル以下の監督は，服薬アドヒアランスをさらに妨げる．臨床家は，これらの要因がいかにして状態悪化をもたらし，その結果，いかにしてクライエントがアルコールや違法薬物に手を出して，精神病症状や焦燥やうつ状態の悪化を緩和しようとするかに気づくであろう．

　これらの問題を慎重に考慮することで，治療同盟が強化され，不遵守がなぜ起こるのかについてより洗練された理解が得られ，それを正すことができれば，リカバリーが促されて治療介入戦略に対する長期的なアドヒアランスが改善するかもしれない．

　この項目の評価では，現在の処方が（あるなら）意図された効果をクライエントにもたらしているのかを再検討するきっかけとするべきである．そのためには，患者により突っ

込んだ質問をしなければならないかもしれないし，薬剤師と相談する必要が生じるかもしれず（特に，身体その他の状態をコントロールするために既に使用されている薬物に関して），特定の薬剤の未知の副作用に関して，新しい研究を継続的に参照する必要が出てくるかもしれない．ひとつの例として，Brunette, Noordsy, Xie, Drake (2003) は，広く処方されているベンゾジアゼピン系薬物が，精神障害が同時に起こっている薬物乱用者の治療においては，限られた有効性しかないこと，服用している患者がそれを乱用する傾向があることを指摘した．我々が強調したいことは，患者個人を「服薬アドヒアランスが悪い」と評価してスコアリングする前に，患者が特定の医薬品の使用を控えるもっともな理由がないかをよく確認する必要があるということだ．特定の処方薬に対する抵抗が，その薬の潜在的な利益と長期的な副作用との間の相互作用を詳細に理解した上で生じており，代替薬を服用することについては前向きなのであれば，脆弱性というよりはストレングスとして評価してもよいかもしれない．

「服薬アドヒアランス」のコーディング：

| ストレングス | 脆弱性 |
|---|---|
| 責任をもって服薬管理ができる．処方薬の効能と，どうしたら副作用を最小限にできるか，なくせるかについて理解する努力をする． | 服薬せず，特定の種類の薬だけを受け入れる．同意した服薬計画に従わない． |

注：該当しない（服薬していない）場合は N/A と記す．この項目は，精神科以外の薬物治療についても適用する．

## 15. ルールの遵守

　この項目は，服薬アドヒアランスとは切り離して考慮し，「リスクを減少させる計画の一部として，妥当かつ必要とみなされる一連のルール，規制，条件および合意事項に本人が従い，遵守する可能性」を評価するものである．一連のルールを遵守する能力は，多数の文脈的および臨床的要因に左右されると考えてよいだろう．

　考慮する文脈要因としては，その人が入院しているのか，矯正施設にいるのか，あるいは地域に戻っているのかといった場所の要因や，他の患者や仲間の性格と機能レベル，接見禁止命令などの付加的制限や，一般精神科や司法精神科の医療審査会や矯正施設における審査会から課せられた条件などがある．スタッフによる向社会的，治療的なモデリング，期待される行動と非機能的行動に対する一貫した対応についての明確なコミュニケーションは，個人が不適応的衝動に対するコントロールを身につける上で相当な支援となる．そのような文脈上の手がかりに反応しない，頑として変えない行動については，背景にある不適応的な臨床的要因を慎重に精査する必要がある．さらに，内気で，従順で，素直で，協力的な振る舞いは，自殺衝動の存在を必ずしも防ぐわけではなく，うつ病や自傷行為の既往がある人では，そのような行動は，実際，より一層の注意を払う必要があるかもしれないという事実にも，臨床家は注意する．

　合理的な期待に添った行動をとることの必要性を，どの程度その人が理解し，評価し，受け入れているかをアセスメントする必要がある．しかしながら，認知機能障害や重度のパーソナリティ障害，慢性的な精神疾患のある人たちが，自分のストレングスと弱点と文脈的要因の間の相互作用について包括的で洗練された理解に到達することは不可能なことがある (Husted, 1999; Startup, 1997)．そうした障害をもつ人々は，合理的かつ建設的な意思決定を下す能力や，行動をコントロールする能力に悪影響を及ぼすような障害を経験している可能性がある．

　反抗的，冷淡，無関心，搾取的，操作的な態度や，犯罪的信念などのネガティブな態度が，行動上の問題や暴力のリスクにつながるという知見は，学術論文においても十分支持されている (Andrews & Bonta, 1998; Gendreau et al., 1997; Quinsey et al., 1997; Young, Justice, & Erdberg, 1999)．逆に，協力的で向社会的な志向性は，治療スタッフとのより強い治療同盟，行動規範の遵守と自他への暴力リスクの減少につながる可能性がある (Beauford et al., 1997)．

　この文脈における「動機づけ」とは，どの程度，個人が治療に協力し，行動制限に従う準備ができているかを指す．前述の要因と同じように，動機づけを特性ではなく状態としてみることの利点は，状態であれば治療的介入によって変化可能であり，スタッフから向

社会的なモデリングやコーピングスキルを高める援助を提供することで,問題行動の改善ができることである (Gendreau et al., 1996; Miller & Rollnick, 1991).

「ルールの遵守」のコーディング:

| ストレングス | 脆弱性 |
|---|---|
| ルールと法的に定められた条件に従う.制限事項が何のためにあるのかを理解しようとする.求めに応じて検体を提供する. | ルールや条件の背景にある理由を理解しようとしない.ルールに従わない.条件に対して文句を言って従う.尿検査,血液検査,その他の定期的な検査を受けることを拒否する.検体をすり替える. |

注:この項目では,「素行」項目と同様に,背景にあるパーソナリティ特性や障害ではなく,観察可能な行動を直接的にコーディングする.パーソナリティ特性や障害の存在は,観察可能な行動によって推測されるかもしれないが,それがコーディングに影響を与えないようにする.

したがって,この項目を評価する目的からすると,ルールや規則を理解して受け入れた上で期待に添った行動を示している場合は,その行動を「ストレングス」として同定することが重要である.厳格な保安上の監視や重度の罰を恐れているという文脈でのみ問題行動を起こさず,期待に添うようにするクライエントについては,脆弱性は少なくとも1,そしてストレングスは0の評価がつくであろう.

# 16. 素行

　この項目に含めるのは，実際の，観察された，記録された行動のコーディングであり，パーソナリティ構造についての推測や精神医学的な諸症状，感情調整不全の理論は，最低限しか考慮しない．この項目では，その行動があったかなかったかについては，具体的で，記録に基づいたコーディングが求められ，おそらく潜在すると思われるような動機づけの力動や，STARTの他の項目で考慮されるような要因については言及しない．その目的は，この項目を別個のアウトカム変数として扱うことにあり，そうすることで，この項目と他の項目の間の関連性の強さを測ることが可能になる．この項目をSTARTに含めた根拠は，過去の暴力は将来の暴力行動を予測するという，頑健な先行研究と臨床的な見識にある (Douglas & Webster, 1999; Monahan, 1981)．しかし，この項目は，最近，そうした行動が起こり，観察され，記録されているときだけに，妥当性がある．

　我々としては，他者への暴力，自分に向けられた攻撃性，自殺，セルフネグレクトのリスクを示唆するような行動の用語集を作る必要性があると考えているが，評価者は，攻撃，威嚇，脅迫，財産の破壊，傷害，性的犯罪，放火，立てこもり，無断退去や脱走などを，許容されない行為の例としたいと考えるかもしれない．誇大的行動や，操作的，冷淡で，搾取的な行動も，この項目に含まれるさらなる実例を示唆する．

　社会的な接触からの孤立と引きこもり，食欲の低下，無気力，集中力の障害を示唆するような行動は自傷リスクの予兆となる一方，以前は喜びの得られた活動をしなくなること，自分の衛生管理に注意を向けなくなること，薬のためこみ，借りていたものの返却，遺言の準備，遺書の作成はさらに注意する必要性を示唆する．衝動性や，嫌な出来事への怒りの反応，とくに知覚されたあるいは実際の対人関係上の脅威に対する怒りの反応といった反応的攻撃性は，しばしば見落とされる自殺リスクを示し，Connor, Dubenstein, Conwell, Caine (2003) が仮定したように，「情動調整不全と人間関係上の問題を抱えやすいことが，反応的攻撃性のある人を，長期的に自殺リスクの高い状態にする」(p.415) のである．

　ルールの遵守と服薬アドヒアランスのところでも述べたように，評価者はSTARTサマリーシートに評定を記すときには，観察された行動の文脈と状況に注意を向ける．

## 4 START項目の説明とスコアリングのポイント

**「素行」のコーディング：**

| ストレングス | 脆弱性 |
| --- | --- |
| 責任を引き受ける．法律に従う．財産を尊重する．時間を守る．ポジティブな雰囲気を作る．配慮ができる．自分や他者の安全，居心地良さ，ケアに気を配る．社会的な文脈に応じて行動を調整する． | 逃走する．立てこもる．脅す．放火する．財産を破壊する．傷害．盗む．破壊する．他者をおとしいれる．正当な理由なくスタッフについて繰り返し文句を言う．侮辱する．からかう．反抗的である．容認されない性的行動をとる．怖がらせる．いじめる．人種差別的，性差別的，あるいはその類の発言をする．他のクライエントたちとのアセスメント，治療，マネジメントの邪魔をする．自傷をする． |

　注：例えば，より保安レベルの高い病棟への移動が必要になるような行動をするクライエントでは，単により厳しい外的なコントロールの結果として暴力や破壊がみられなくなったとすれば，そうした改善をストレングスと評価するのは軽率である．同様に，自殺行為や自傷行為の既往のあるクライエントにおいて，臨床家は，従順でよい感じの行動が自己破壊的な衝動の予兆かもしれないという配慮をすることなく，ストレングスとして評定しないように注意する．

　熟練した臨床家は，一見すると精神障害とは関係がなさそうな特徴的で非常に特異的な一連の行動が，精神症状の再発や暴力的な行動の始まりのサインとなるかもしれないクライエントがいることを知っている．この現象については，後に特徴的リスク兆候としてさらに詳細を論ずる．そのように特定される何らかのリスク兆候は，効果的なリスクマネジメントの戦略を立てる参考となるため，明白に記録され，伝えられるべきであるとここでは追加的に述べておく．

## 17. 病識

「病識はかつて『学術的には豊かであるが，臨床的には不毛』であるとみなされていた．しかし，臨床精神医学における価値の高い議論において病識を考慮しない議論はほとんどない．病識は，精神病症状のある人たちにおいては，臨床的・機能的な転帰，強制力の行使と能力，気分・認知を予測するため，重要性が高いのである」

*(David, 2008, p.58)*

　精神保健と司法精神医学の領域では，一般的には以下の場合に，その人には病識があると考える：（1）自分には障害があると認識していること，（2）自分の症状はその障害の結果であることを理解していること，（3）QOLを改善することを目的とした適切な治療や介入を受け入れるならば，自分の状態は改善するであろうということを理解していること，である．十分な病識がある人というのは，「明解で論理的統合的な知的能力があり，認知機能を十分に発揮し，気分障害や防衛によって創り出された思考の偏りを示さない」人であると思われる（Husted, 1999, p.35）

　自己報告によって測定される病識の存在は，必ずしもリカバリーの予測因子とはならない（Tait, Birchwood, & Trower, 2003 特にp.126を参照のこと）．そして専門家のなかには，ときには不公平にも病識の欠如を，何が正しく最良であるかについての自分たちの説明に合わせられない患者の失敗のせいにする者もいる．しかし，それでも病識概念は，日常の臨床業務にかけがえのないものである．それは，「多要因によって決定される現象」であり，日々の臨床実践の中で確固たる位置を占めている（Vaz, Bejar, & Casado, 2002）．STARTや類似のツールから，簡単に省くことはできないように思われる．

　病識とは，臨床的文脈では，病気を持っているという気づきがあり，症状や能力の欠損を病気によるものと捉えて，治療の必要性を理解していること，とされている（Husted, 1999）．その人がどれくらい病識を持っているかの程度は，さまざまな神経生物学的，心理学的，および環境的な要因に影響され，時間とともに変動する可能性がある．そのため病識は，治療反応性と同様，二分法（あり／なし）のかたちではなく，連続体として概念化するのが最も適切である．十分に病識を有していると言われる人には，最適で統合された認知機能があり，気分やパーソナリティによる偏りの影響を受けていないというような，重い精神障害のある人には達成不能な要求水準が求められる．「自分の症状の性質や程度について，よくわかっていなかったり，矛盾する考えを抱えていたりする患者たちでさえ，治療に取り組み，そこから利益を得ることができる．したがって，よりよい機能的転帰をもたらし，治療遵守の向上を助けるためには，病識の獲得がどうしても必要だとい

うわけではないかもしれない．臨床家たちは，どのように，どれくらい，そして，いつ，病識を育むことに焦点を当てるのかについては柔軟であるべきだ (Goldberg, Green-Paden, Ehmann, & Gold, 2001, p.144)．

**「病識」のコーディング：**

| ストレングス | 脆弱性 |
| --- | --- |
| 自分のストレングスと限界に気づいている．思考と行動の間のつながりを理解している．自分の状態と環境の説明に事実を使う．精神障害，パーソナリティ障害，物質使用障害を理解し，介入の必要性を理解している．自分の個人的なリスク要因とそれをマネージする必要性を理解している．早期の段階で再発の兆候（注意サイン）を認識する． | 自覚がない．自分の行動の背後にある動機を理解していない．精神障害，パーソナリティ障害，物質使用障害を否認し，介入の必要性を否認する．自分の個人的なリスク要因を特定し，管理しない．再発の早期の兆候（注意サイン）を認識していない． |

　注：臨床家たちは，どのような状況ではどのような種類の病識があり，あるいはないのかを評価する自分なりの方法をしばしば開発している．決まった方法で質問することをすすめはしないが，「あなたの経験について教えてください」とか「入院や治療について教えてください」とか「あなたの病名について，そしてあなたにとってそれがどういう意味があるのかについて教えてください」とか「私たちがどうしたらあなたの助けになるのかを教えてください」というような一般的な質問からでさえ，有用な情報を得ることができることがわかっている．

　多くの評価者は，病識の獲得はすべてのケースにおいて個々には必ずしも「良いこと」とは限らないということ，しかも，どのような環境のもとで病識の改善が獲得されているのかに注意を払うべきだ，ということに気づいている．David (1990) は以下のような疑問を投げかけている，「過剰な病識を持つことは可能だろうか？　つまり精神現象を病気のせいにし，『患者役割』に逃げ道を求め，自分は狂っているのか否かといった自問自答の苦悩を持ち続けたりすることは可能だろうか」(p.801)．

## 18. 計画

> 「計画的な変化は，クライエントの移行期を支えることができる．移行期の成功は通常，クライエントと臨床家が，移行期の課題を予測し，移行の成功を確実にするような必要なサポートを創り出す能力を持っているかどうかにかかっている」
>
> *(Martin, 2007, p.142)*

　計画は健康で満足な生活の営みのために重要である．計画を立て，変化することは，大変なこともある．変化への抵抗があるのはふつうであり，未知のものへの恐れは，変化への計画を立てることへの抵抗につながることがある．効果的な計画を立てるためには，ニーズと問題を評価し，目標を設定し，目的を達成するための戦略を決定し，そのアプローチがうまくいったかどうかを評価するということができなければならない．目標は，現実的で，達成可能で，マネジメント可能なものが設定されなければならない．効果的でポジティブな計画を立てるためには，自他の安全や快適さを確保するような種類の決定をするだけの能力が必要である．さらに，選択肢を比較し，適切な判断と正確な評価をするという能力も必要だ．

　自殺，自傷行為，他害のリスクとマネジメントは，クライエントの計画によって変わってくる．クライエントによる計画設計には，症状の認識や，症状が起こったときにどのような行動をとるべきかといった再発予防戦略が含まれる．また，潜在的に危険な状況の認識と，一方では危険であり他方では不適切であるような行動をとってしまいそうになる現在の傾向を認識するためのセルフモニタリングも含むかもしれない．例えば，小児性愛という診断を受けたクライエントであれば，性的興奮を示唆するような早期サイン，あるいは不適切な行動に至るリスクを認識できるようになる必要があるかもしれない．クライエントは，回避行動をとり，そして自分の感情や考えを調整するような計画を持っているだろうか？　クライエントはその計画の有効性とその計画に対する満足度とを評価しているだろうか？

## 4 START項目の説明とスコアリングのポイント

「計画」のコーディング：

| ストレングス | 脆弱性 |
|---|---|
| 社会的に受け入れられる内容．現実的．焦点が定まっている．未来志向的．目標志向的．短期的，長期的目標を達成するための計画がある． | 目標がない，あるいは曖昧．非現実的．受け入れられない内容．短期的計画も長期的目標もない． |

　注：クライエントの計画能力を評価する際に考慮すべき質問は，以下の話題のいくつかを含む：クライエントは自分の将来のビジョンを現実にするための取り組みをしているか？　クライエントの目標は何か？　クライエントは短期および長期の目標を定めることができるか？　クライエントは計画立案ができるのか？　クライエントは計画を持っているか？　クライエントは，その計画の遂行の前にどのような準備が必要かを特定できるか？　計画立案の過程はどこまで完了しているのか？　クライエントは問題を解決し，目標を達成する能力があるのか？　クライエントは，より健康な状態へと到達できるように，自分の行動のパターンを再形成することができるのか？　その計画は安全か？　クライエントは，その計画がうまくいっているか，いないかをどのようにして確認することができるか？

　非常にまれにではあるが，まさに拘禁されたいがために重大な暴力犯罪を起こす者がいることも理解しておくことは重要である．Litman（2003）は，「長い刑期を得ることを目的として」（p.710），計画的な強盗を繰り返し実行した18歳の独身男性の事例を報告している．これはすべて，彼が「受刑は自分にとってストレスのない『興味深い』生活をさせてくれる，そして刑務所によって提供される学習やグループ活動などの無料のサービスは楽しませてくれる」と信じていたからである．この事例では，精神状態に関しては何の問題もなく，彼は起訴されて有罪となり，2年未満の実刑判決を受けた．もちろん，STARTの計画の項目では，多くの人が向社会的と考える計画について考慮する．

# 19. 対処

　対処は十分には理解されていない複雑な過程である．LazarusとFolkman (1984) は，対処について「その人のリソースには負担となる，あるいはリソースの範囲を超えるような外的／内的な要求に対して，うまく対応するために，認知面と行動面を常に変化させつつ行う努力」と記述している (p.4)．

　精神障害をもつ人たちの対処方略は，彼らの情報処理能力の影響を受ける可能性がある．精神障害のある人たちは，心理社会的なストレスに対して，一般の人たちと比較すると，似たような範囲の対処方略を使う．文献によると，精神障害がある人たちによる対処方略の使用は，72％から90％である (Dittmann & Schuttler, 1990; Tarrier, 1987; Thurm & Hafner, 1987)．MiddelboeとMortensen (1997) は，長期慢性的な精神障害をもちつつ地域で生活をしている98人の対処方略を調査し，対処と精神病理の間の関係を調べた．Tarrier (1987) の結果と同じように，調査対象者はいくつかの対処方略だけが有効であったと述べ，複数の対処方略を使うことが役立つと回答していた者が多かった．また，基本的な対処方略として，対人接触を増やすこと，認知的戦略を改善すること，薬物の調整，社会的，行動的変化がもっとも多く使われていた．Rudnick (2001) は，横断的研究により，無作為抽出した統合失調症と診断されている58人の通院患者について，その症状の重要度，対処，QOLの間の関係を調べた．統合失調症の陰性症状は機能にネガティブな影響を与えていることがわかり，陽性症状は感じている苦痛と関係していた．彼は，対処の種類が，症状とQOLの間の関係には影響を与えていないということを見出した．

　研究上，司法精神科患者の対処行動については，ほとんど関心が払われてこなかった．対処はストレスや症状を管理したり減らしたりする助けになる可能性がある．クライエントが精神病状態にあるときには，論理的に考えたり，効果的な問題解決をしたりすることができなくなるかもしれない．対処のための新しい戦略を学ぶ教育とスキルトレーニングは，しばしばクライエントの心理的治療と回復の目標である．対処はリスクアセスメントとマネジメントにおける重要な変数である．というのは，多くの臨床家と司法精神科クライエントが，対処方略をリスクをマネジメントする上で効果があるものととらえているからである．リスクアセスメントとマネジメントとの関係で，対処法を特定することは，ケアプランを改良していくための有用な情報となる．自傷と自殺に関しても，対処は，明らかに考慮されるべき変数である．故意の自傷をする人は，乏しい問題解決スキルしか持っていないことを指摘している専門家もいる (Linehan, Camper, Chiles, Strosahl, & Shearin, 1987)．例えば，自傷は，回避行動や外的なローカスオブコントロールと関係があると考えられている (Haines & Williams, 1997)．

たとえ過去に自分や他人を傷つけた既往のない人であっても，極端なストレス下におかれたり，挑発されたりしたときには，自分や他者を傷つける可能性がある．例えば，自殺未遂はクライシス体験とそのストレスへの対処ができなかったことを反映しているかもしれない．最近の喪失体験，離婚，家族内不和，転職，経済状況の変化といったストレスは自殺のリスクを高めうる（Heikkenen, Aro, & Lonnquist, 1993）．少なくとも 2 つの攻撃性モデルが，問題解決能力が限られているクライエントでは，自殺，自傷（例えば Bonner, 1992）や暴力（Korn et al., 1992）を，耐えがたい苦痛に対処する潜在的に効果的な方法である捉える傾向があることを示唆している．効果的ではない対処は，若い女性における自殺リスクととくに関連しているかもしれない（Rhode, Seely, & Mace, 1997）．

「対処」のコーディング：

| ストレングス | 脆弱性 |
| --- | --- |
| 問題を効果的に，自律的に解決する．助けを求め，それを利用する．動揺したり心配になったりする状況に対して，ポジティブな側面を見つける．ストレスをマネジメントする．レジリエンスがある．順応性がある．移行期を満足いくようにマネジメントする． | かなりの助けがないと問題解決ができない．プレッシャーのもとで混乱する．クライシスのときに個人のリソースをうまく集結できない．困難のもとで動けなくなったり，挫折したりしてしまう．レジリエンスを欠く．順応性に問題がある．クライシス，移行期，そして現実の，想像上の，あるいは予測される喪失に取り組むことが難しい． |

注：クライエントの対処能力を評価することはケアの重要な要素である．クライエントは自分の精神障害にどう対処しているか？　クライエントは問題解決をすることができるか？

クライエントの過去の対処の試みを調べることが重要である．過去の対処法に繰り返しのパターンがあるか？　その人の現在の対処方略は何か？　彼／彼女は普段，日常の問題や不測の事態にどのように取り組んでいるか？　クライエントは，衰弱させるような症状，ネガティブな感情，思考，環境要因に対処することができるか？　クライエントの生活に新たなストレスがあるか？　その人の対処能力はどれくらいか？／クライエントは助けを求めることができるか？　クライエントは職業や就労のプログラムとその参加のストレスに対処できるか？　対処方略は有効か？　クライエントはストレスマネジメント手法を使っているか？

## 20. 治療反応性

「治療反応性は，司法精神科のように，この言葉の持つ多様な含意を考慮しなければならない現場では，漠然とした概念である (Quinsey & Cyr, 1987; Rogers & Webster, 1989). Serin, Kennedy, Mailloux (2002) は，治療反応性を，治療的介入に対する包括的な準備性と反応性であると定義したが，『治療反応性とは，患者がどの治療様式や環境のもとで，最も望ましい反応をするかについての臨床的判断を指す』と主張する者もいる」

*(Rogers & Webster, 1989, p.20)*

治療反応性のような多次元的なアプローチが臨床的有用性をもつためには，文脈的問題，病識の程度，治療への準備性と反応性などの，いくつかの関連する要素を評価する必要がある．

文脈的考慮事項には，クライエントの法的な立場（自発的入院か，裁判所命令の入院か），治療方法の利用可能性，考えられる治療介入が病院内と社会内のどちらで提供されているか，などを含む．さらに，裁判所が治療のための入院を命じた場合，裁判所は，クライエント個人の治療的ニーズよりも，公共へのリスクを下げることに焦点を当てた治療的介入に関心を持っている可能性がある．

問題行動の変容に使用することのできる Prochaska と DiClemente (1992) のトランスセオレティカルモデルと 6 段階の「行動変容のステージ」（前熟考期，熟考期，準備期ないし決断期，実行期，維持期，終了期）は，治療反応性の評価について付加的で重要な視点を与えてくれる．

治療準備性 (Serin, 2002) も関連する概念で，治療介入に取り組もうという個人のやる気を指す．治療の必要性を否定する（前熟考期）クライエントもいる一方で，ゴールについて考え，治療プロセスに参加することで得られる可能性のある利益を考慮しようとするクライエントもいるかもしれない．治療反応性の領域には，その人のパーソナリティの要素が反映される．パーソナリティの要素というのは治療に直接的，特異的に関係しているわけではないが，治療介入に従い，反応するというその人の能力と深い関係がある．Serin は，冷淡さ，無関心，否認，先延ばし，パワーとコントロール，被害者的構え，向犯罪性の価値観といった対人関係の様式・スタイルは，治療上の大きな課題となり，治療の成功という目標に対してネガティブに作用することを示唆している．

## 4 START項目の説明とスコアリングのポイント

**「治療反応性」のコーディング：**

| ストレングス | 脆弱性 |
|---|---|
| 有益と思われるようなプログラムや治療に参加する．協力的．成功を望む．単に「よく見える」，あるいは「模範患者」としてみられるのでは満足しない．生物・社会・心理学的治療によく反応する． | 変化しようとすることに意義を見いださない．参加しない．非協力的．プログラムへの参加が何らかの義務であるときは単に「形の上でだけ」参加する．生物・社会・心理学的治療に反応しない． |

　注：その人が過去の治療法からどれくらいの利益を得てきたかを注意深く振り返っておくことは，治療反応性の評価においてだけではなく，治療計画を立てるうえでも，役立つ．評価者は，薬物療法やスキル獲得を高めるプログラムなどの適切なリハビリテーションや治療から，その人がどのくらい影響を受けやすいかや，どの程度の取り組みをするかについて注意を働かせるだろう．その人が望んで，熱心に参加し，そうした治療から利益を得てきたという証拠がある場合には，良い評定がつけられるが，動機づけが低く，抵抗し，あるいは良い印象を与えるためだけに遵守しているならば，注意が必要になる．他のSTARTの項目のなかには治療反応性の間接的な指標と考えてよいものもある（例えば，気分と行動の持続的な調整不全，ルールや期待に対する不遵守，薬物治療への不遵守）．これらを治療反応性の中核概念と区別することは簡単ではないが，コーディングするときに強調されるのは，変化することに対してどの程度本当の関心をもち，取り組もうとするかについての判断である．

## 21. & 22. 事例独自項目

　START では，最近開発された他の構造的臨床家判断のいくつかでもそうしているように，2つ（以上）の事例独自項目を含めてもよいことにしている．採用されるリスク要因は，もちろん，個々の患者によって，そしてその人がおかれているその時の状況によって異なる．医学と健康の要因が記入されることは多い（健康問題／医学的検査──附録EのSTARTサマリーシートの左下隅──にも記載される）．「敵対的依存（hostile dependency）」もよく登場する．これはクライエントが特定の保安レベルにとどまりたがるようなときに言及されることがある．より低い保安レベルに移されそうになったときに，不安が高まり，他者（や自分）への暴力のリスクが高まる．セルフネグレクトのリスクの例では，重い身体疾患（例えば糖尿病）のための薬を飲まないとか，十分な防寒をせずに極寒のなかを歩く性癖などが含まれる．

　他者からの被害という特定のリスクとしては，本人の認識では「パンク（punk）」だと思っている人々によって恐怖と不安が出てくるという妄想型の統合失調症の男性の例がある．彼はそうした若い男性から自分を守らなければならないと信じていて，手にすることが出来る範囲の武器で先制攻撃をしかけるという特徴がある．「パンク」は外的誘因（項目10）に分類することもできるが，これは事例独自項目に含める必要があると考えてもよいかもしれない（しかも，高頻度で生じるのであれば，特徴的リスク兆候としてもみるべきかもしれない）．その他の事例独自項目の例としては，薬物の離脱，中毒，薬物相互作用，セックス依存などが挙げられる．Dempster (2004) は，該当する場合は「傷つけようという意図」を事例独自項目として含めるべきだと主張している (p.109).

# 5 現場への導入

> 「……エビデンスに基づくプログラムをコミュニティで使うように説得することは，とても難しい」
> *(Hoilis, 2003, p.223)*

　導入部分で述べたように，START ガイドは精神保健の臨床家と研究者が協働し，科学的エビデンスと熟練した臨床的意見を結集してつくられた成果物である．その目的は，精神保健臨床家に，攻撃性と暴力の短期的なリスクのアセスメントとマネジメントについて，臨床の方向性を見出せるような焦点づけされた枠組みを提供することにある．それゆえ，START は Haslam, Gardner, Oluboka (1999) が「入手可能な最良の実証的エビデンスと，エキスパートコンセンサス，そして患者の好みの間のバランスから系統的に引き出された推奨事項」(p.390) と定義するところの臨床実践ガイドラインであるとみなしてもよいかもしれない．

　エビデンスに基づく臨床実践というのは，現在のトピックであり，関心事であるが，それは消費者や資金提供者が説明責任や費用対効果，サービスの質といった多様な要因をますます強調するようになってきたことの結果である (Hyde, Falls, Morris, & Schoenwald, 2003)．現在，臨床家が行っているサービスが素晴らしいとしても，最低限，関連する研究があるのなら，その研究結果が実践に役立てられていることを保証する義務がある．逸話や意見よりは，実証的エビデンスによって裏づけられている臨床実践は，最善の臨床的結果を達成する可能性に対する保証がより大きいといえる．要するに，エビデンスに基づく思考は，アセスメントであろうと治療やリハビリテーションであろうと，その介入に効果があることを保証しようとするアプローチの反映なのである．

　いかに説得力があり，理路整然としていたとしても，実践ガイドラインを実行するためには，大変な困難がありうることを，まず認識しておく必要がある (Davis & Taylor-Vaisey, 1997; Ferrier, Woodward, Cohen, & Williams, 1996; Hayward, Guyatt, Moore, McKibbon, & Carter, 1997; Rosser & Palmer, 1993)．

　それゆえ，エビデンスに基づく新しい実践を見きわめて選ぶことは重要であるが，同じくらいよく練られた実行プランを伴っている必要がある．プラン作成の際は，新しい実践を導入するにあたっての，運営上，経費上，人材上，そして方針／手順上の必要事項を徹底的にアセスメントしておくことが含まれる．加えて，新しい実践の大部分は，変化の過

程それ自体をいかに意識的に思慮深く管理するかにかかっている．というのも，実践パターンは命令があれば変わるというものではないからだ．組織の変化と，古きから新しきに移行する際に個人がどのような変遷をたどらなくてはならないかについては，多様な文献が存在する．MacfarlaneとButterill（1999）は，文献をレビューした上で統合し，変化が成功裡に進むための6つの原則を明らかにした：

1. その変化が何を達成すると期待されるかについての，明確，簡潔で，わかりやすいヴィジョンや意見を提示すること．
2. 強く，人をまとめる力のある管理職によるリーダーシップが，変遷プロセスの中で，目に見える形で発揮されること．
3. 変遷時の活動のすべてをサポートするための，資源の割り当てがあること．
4. 多様で，実際的で，オープン，率直，タイムリー，そして願わくは対面による継続的なコミュニケーションがあること．
5. プランニングと変化の実行の可能な限り初期段階において，変化から影響を受ける者がなるべく多く関わり，協働すること．
6. 最初から，組織／臨床実践文化に配慮する．可能な限り早くから，「望ましい」と目されるための特徴を説明することに最大限の努力をする．

彼らはさらに，そのような変遷をマネジメントする際に観察されたことを述べている：

・万能な常套手段は存在しない．
・完璧を期すのは不可能である——マネジメントは科学というよりはアートの域に属することが多い．
・変化がうまくいくためには時間がかかる．
・ほとんどの変化の構想は，実行段階で頓挫する．
・継続的変化と変遷のためには，ほとんどの組織では，能力の向上が必要になる．

臨床家に新しい実践の価値を理解してもらい，深く支持するようになってもらうことが不可欠である．HCR-20の原著者らは，「臨床家と研究者はあまりにしばしば別々の世界に生息しており，この2つの世界は滅多に重ならない」と述べている（Webster et al., 1995, p.1）．彼らは単に，研究者と臨床家は異なる目的を持ち，異なるプレッシャーにさらされていると言っていたにすぎない．とはいえ，15年以上に及ぶHCR-20や同種のツールの経験により，この2つの世界は，以前ほど距離のある別々のものではなくなった可能性が高い．しかし，さらに明らかになったことは，法律，政策，そして病院運営における「重

要人物たち」からのサポート無しには，STARTのような構想が本当の意味で日の目を見ることはないだろうということだ．HCR-20が，「広まった」理由のひとつは，現場の精神科医らが，実例を示したり，自分の指揮下で行われるアセスメントがもっと綿密で，定常化するように主張したりして主導したからである．実際，尊敬される同僚がガイドラインを採用し，使用しはじめることが，臨床実践に導入されるかどうかに最も大きな役割を果たすようである．(Hayward et al., 1997; Hyde et al., 2003; Rogers, 1995; Winkler, Lohr, & Brook, 1985)．

資源に制約のある現場では軽視されやすいが，新しい実践についてのトレーニングを受け，ツールに触れることも不可欠である（Hyde et al., 2003）．臨床家が新しい実践をする際にサポートできるように，トレーニングには何らかのスーパービジョンやモニタリングが伴うべきである．そして，潜在的な妨害物への取り組みがなされるように，資源が割り当てられなくてはならない（例．職務時間内に参加できる）．何がやる気を起こさせ，何がやる気を失わせるのかを探索するべきである．実践が広がっていく際に，実践家がもつ懸念に耳を澄ますこともまた重要である．というのも，調整上必要な補習的なトレーニングの提供や運用手順の改訂のためには，仕事量の配分の変化が必要かもしれないからである．

WrightとWebster (2007) は最近，SPJツールを導入しようとするときには常に考慮したほうがよいいくつかのポイントを，発表した．内容はHCR-20を中心としているが，これらは，STARTにも直接的に関係しているように思われる．以下がそのポイントである：

1. 最初に同僚たちに相談することがきわめて重要である．
2. チームのニーズに合わせた徹底的なトレーニングプログラムが不可欠である．
3. リスクアセスメントのための実際の調整や完成のための責任は，各チームにおいて権威と経験を持った者に割り当てられ，受け入れられなくてはならない．
4. 検討プロセスには，全職種が貢献すべきである．
5. 中核的なトレーニング中，そして後日の「再教育」トレーニングの際は，低得点あるいは高得点をつけようと力まなくてよいことが，強調されなくてはならない（つまり，STARTの場合であれば，高いまたは低い脆弱性スコアやストレングススコアを無理につけようとしなくてよいことである）．
6. リスクアセスメントのプロセス中は，リスクマネジメントと治療計画への焦点を維持しなくてはならない．
7. 本来のアセスメント方法の遵守を保証するためには，フォローアップトレーニングが不可欠である．

8. 研修プログラム中，このアセスメント方法のもつ限界について明確に説明されなくてはならない．

上記に加えて，「導入プロセスは，職員が労をいとわずサポートネットワークを確立することで，かなり助けられる」ということを加えてよいだろう（Alexander & Webster, 2004）．

最近になって，McNiel, Chamberlain, Weaver, Hall, Fordwood, Binder（2008）は，臨床家がSPJツールに馴染むのを援助するための新しい基準を提唱した．彼らは，HCR-20の一日研修の内容を特定し，さらにその正式な教育セッションに参加した臨床家のほうが，参加しなかった臨床家よりも良質な報告書を書くことを示した．彼らのアプローチは，STARTでも同じように適用できると考えられる．

要約すると，精神保健，司法精神科，または矯正の場における新しい実践の導入は，ほとんどの現場において挑戦課題をつきつけるプロジェクトであり，望みの結果を得るためには，注意深い計画と，適切な資源，継続的なモニタリングが必要である．この後に続く実践ケーススタディでは，このセクションで取り上げられた多くのポイントが強調されている．

## 実践ケーススタディ：英国の高度保安病院における導入

*(Caroline Logan & Steve Rose)*

アッシュワース病院は，北イングランドにある高度保安レベルの司法精神科病院である．250床あり，暴力あるいは性暴力につながる複雑な精神科的病像を呈する男性のアセスメントと治療を専門にしている．病院にいる患者の大多数は，英国刑務所サービスから刑務所内でこれ以上できる治療がなくなったときや，矯正施設内では十分な保安ができなくなったときに，送られてくる．アッシュワース病院では，この種のクライエント群に対する，入院前と入院時のアセスメントプロセスを開発したが，その内容は実質的にSTARTによって支えられている．

STARTは，看護スタッフによる入院前アセスメントにおいて使われる．具体的には，STARTは，患者が病院に転院してきた時点からすぐにマネジメントが必要になる重要なリスク要因が何かを，看護スタッフが急速に効果的に同定するのを助ける．入院前になされるため，転院前に入っていた施設の職員がアセスメントを助けることになり，リスクや潜在的ストレングスについてだけでなく，リスクマネジメントのためにその時点までにとられた努力についての詳細な情報が提供される．START入院前アセスメントには，患者自身も必ず貢献するよう言われる．特徴的リスク兆候や重要なリスク要因の同定に際しては，特に貢献が求められる．患者が最終的にアッシュワース病院に転院すると，担当ケア

チームが即座にSTARTを参考にしたリスクマネジメント計画を実行に移す．また，多職種による包括的な入院時アセスメントが開始され，そこでは最初の入院前STARTの内容をアップデートするかたちで，より詳細で時間をかけた評価が行われる．臨床チームの全員がこのプロセスに貢献し，入手可能な記録のすべて，家族との面接，患者自身との面接が使用される．繰り返し行うSTARTアセスメントは，継続的なリスクマネジメントをする際に参照される．繰り返されるSTARTアセスメントは，例えばHCR-20やRSVPで導かれるような，より長期的なリスクアセスメントやリスクマネジメント計画の参考になるだろう．アッシュワース病院に入院して数カ月以内に，患者は多職種による大きな事例検討会議に出ることになる．事例検討会議には，患者自身やその家族，法律家などを含めたあらゆる関係者が招待される．そこでは，実施されたすべてのアセスメントがその場で検討され，将来的ケアとリスクマネジメントが詳細に計画される．入院時病棟から，治療病棟に移るときには，STARTを参照して作成された包括的アセスメント報告書とマネジメント報告書とが共に移動することになる．

　アッシュワース病院におけるSTART導入がこのようなかたちで達成されたのは，START使用が施設全体で実施される臨床的リスクアセスメントとマネジメント戦略の基盤とされ，かつ，とても熟練した看護スタッフと心理士によって，詳細なトレーニングが16カ月にわたって提供されたからである．トレーニングはまず，病院の入院時施設において始められ，そこでは入院前アセスメントを作成している看護師や医師がトレーニング対象になった．トレーニングは次に，入院時病棟全体へと広がりをもち，そこでは看護スタッフ全員とその他の多職種チームのメンバーが対象になった．次に，熟練して関心をもっている看護スタッフが同定され，「リンクナース」として任命された．リンクナースの役割は，病棟におけるSTARTアセスメントが，患者全員に対し，必要な頻度で，可能な限り高い水準で実施されることを担保することにあった．同様のモデルを用いて，他の13の病棟においてもトレーニングが実施された．STARTトレーナーたちは，こうしたリンクナースたちとの接触を保ち，必要に応じてスーパービジョンやサポートを提供した．

　トレーニングでは，まず，STARTの紹介が約60分かけて行われた．次に，参加者は知っている患者の例を通じて，STARTアセスメントの進め方，結果のまとめ方，STARTアセスメントがいかに病棟におけるリスクアセスメントの参考になるかを学んでいった．評価点をつけるときの臨床判断，患者との協働，臨床像を構造的に観察することなどは，すべてトレーニングプロセスの中で，デモンストレーションされ，強調された．トレーニングの最後には，病棟のリンクナースが誰かを知らされ，受講者たちに紹介され，さらなるサポートや指導を受けられることが伝えられた．病棟のリンクナースには，誰がトレーニングを修了しているかが伝えられた．

アッシュワース病院全体にわたるトレーニングのプロセスと実践開発は，概ね成功した．今では，STARTが病院中で行われているリスクアセスメントを導いており，このことは6カ月ごとの臨床リスクアセスメント実践の監査からも明らかである．しかし，この目的に向けた歩みは常に平坦というわけではなかった．トレーナーたちはとても柔軟である必要があった．例えば決まった時間に決まったスタッフにトレーニングをするというよりは，稀に生じる静かな空き時間にその場にいるスタッフを対象にトレーニングを実施するなどしていた．その結果，病院全体へのSTARTの導入は，当初予想していたよりも時間がかかり，初期の頃は一見すると断片的な導入のされ方だったため，病院全体に導入される日が本当に来るのかという自信が崩れそうになることもあった．しかしながら，多職種会議や管理職会議に頻繁に顔を出しつづけているうちに臨床家の自信が高まり，維持されるようになった．そしてついに，臨床家全員がトレーニングされ，病棟全体にまたがるリンクナースのネットワークが確立したのだ．この構造は，今も存在し，初心者だけでなく熟練した実践家に対してもサポートを提供しつづけている．STARTは，不安定な患者群の理解とリスクマネジメントの両方に貢献し，定期的にアセスメントを実施して所見を解釈しているスタッフの臨床実践に貢献しているというのが一致した見解である．

# 6 臨床例

　以下の4つの図は，いずれもクライエントの精神医療審査会に先立って行われた年一度の状態確認のためのアセスメントに基づいている．スコアは，審査会のために準備された資料および，審査会当日の質問に対する対象者の回答に基づいている．4人は，いずれも男性で，重大な暴力犯罪を行い，全員，多様で重篤な精神疾患やパーソナリティ障害を抱えていた．クライエント1と2は，共にHCR-20（訳者注：HCR-20第2版）のH1-10スコアが高く，STARTの脆弱性項目得点が高く，ストレングス項目得点が極めて低かった．どちらのクライエントも，精神医療審査会の結果，強制入院させられることになった．クライエント3と4はどちらも精神医療審査会の時点では，監督つきで地域で生活していたが，前出のクライエントたちとは，異なるプロフィールを示していた．どちらも比較的低いSTART脆弱性スコアを示し（しかし精神医療審査会においては，標準的なリスク水準以上あるとみなされていた），かつ，比較的高いSTARTストレングススコアを示していた（当人たちのストレングスレベルからすれば，リスクは，自制可能な範囲であることを示しているように思われた）．

　STARTスコアをどのように描き出すと一番良いのかは，臨床家にとって（そして，実際，クライエントにとっても），現実的に重要なことである．きちんとなされた，スコアの視覚的表現は，強い動機づけ効果をもつことがある．以下のページに続く図1から4では，4人の異なる対象者のある時点の状態を簡単なスナップショットのように描き出している．同じ個人に焦点を当て，時間を追って変化を記録するというのも別の方法だろう．治療プロセスの中では，脆弱性スコアが下がり，ストレングススコアが高まるのがみられることが役に立つ．この点については，コンピューターや視聴覚テクノロジーを，活用するとよいだろう．その目的は，これまで述べてきたとおり，評価するために評価するのではなく，どのような変化が起こっていて，今，どのようなマネジメントおよび治療ステップをとる必要があるのかを発見することにある．

図1. クライエント1――高脆弱性／低ストレングス

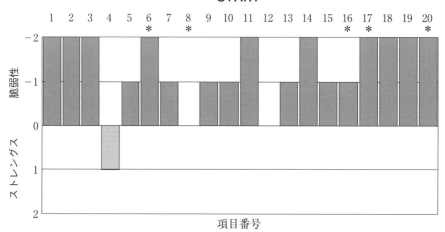

注：＊は重要項目であることを示す．

　クライエント1は入院患者であり，H1-10のスコアが高い．0点がついているのは，H7とH9のみである．パーソナリティ障害はないとみなされており，Hare PCL-Rスコアは20点未満である．彼には，主要精神疾患（H6）と物質使用（H5）問題が過去にみられた．さらに，過去の監督の失敗の問題もあった（H10）．治療プロセスの比較的初期段階の評価であるため，彼のSTARTプロフィールは，脆弱性が優勢である．少しでもストレングスが認められる項目は，1つ（4．余暇活動）しかない．5項目に「（脆弱性の）重要項目」の印がついている．5つのうち，1つの項目（8．物質使用）は，0点とスコアされていることに留意されたい．これは，彼のおかれた現在の環境の中では，アルコールや薬物へのアクセスが極めて制限されているという事実に負うところが大きい．しかしながら，この項目は，後に地域への退院が考慮されるようになる暁には重要な項目である．

### 図2. クライエント2——高脆弱性／低ストレングス

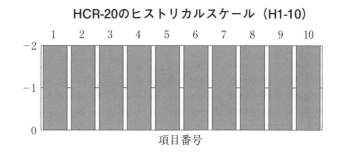

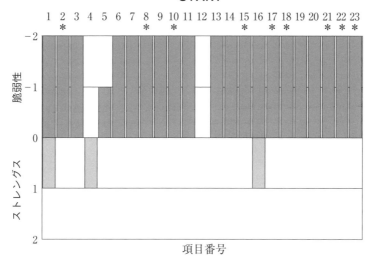

注：＊は重要項目であることを示す．

　クライエント2も入院中であり，H1-10スコアは満点である（つまり20点中20点）．クライエント1と同様，暴力以外のリスクも高い可能性がある（表中の記載はない）．彼のSTART脆弱性スコア（40点）は，ストレングススコア（3点）に比べてはるかに高い．さらに，いくつかの項目に「重要項目」の印がつき，その中には3つの事例独自項目（21, 22, 23）が含まれている（重篤な健康問題を含む）．この図を一見しただけで，脆弱性スコアを減らし，ストレングススコアを高めるためには，かなりの努力が長期間にわたって必要になることがわかる．

図3. クライエント3──低脆弱性／中ストレングス

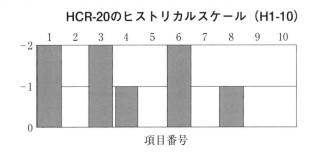

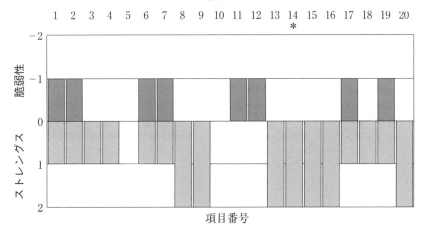

注：＊は重要項目であることを示す．

　クライエント3は地域で生活している．過去には暴力的で（H1），継続的で親密な関係にサポートされることもなく（H3），就労においても問題を抱え（H4），子供時代にも困難を経験し（H8），精神疾患の既往があった（H6）．こうした困難のいくつかは，現在まで続いている（例．START項目6の精神状態と項目7の情動の状態）．しかしながら，現在の状態像は，脆弱性だけでなく，ストレングスに満ちている．地域で安全に生活していくのに十分なストレングスがあるようである．彼には，左側から近づかれると不安になるという特徴的リスク兆候がある．

### 図4. クライエント4──低脆弱性／中ストレングス

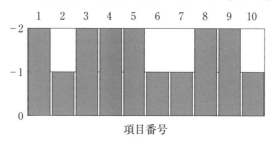

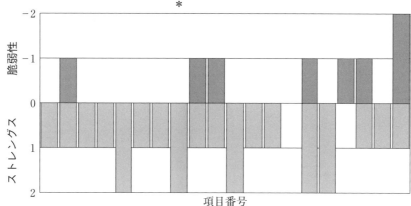

注：＊は重要項目であることを示す．

　クライエント4のH1-10スコアは16点である．これはクライエント1と同点であり，クライエント2と同じく，10個のヒストリカル項目すべてに1点以上がついている．しかしながら，長期にわたる入院治療を経て，彼は現在，地域で生活している．いくらかの脆弱性は今も存在している．過去には物質使用の問題があった（H5）．こうした脆弱性は，現在，ストレングスによってカバーされているようだが（START項目8），物質使用の項目は，今でも，「重要項目」になっている．というのも，現在も衝動的に行動する傾向があり（項目9），不安定になることがあるからだ（項目10）．いまだにルールの遵守にいくらか問題を抱えており（項目15），治療計画に従わない傾向もある（項目18と20）．全体としてみると，この男性は，監督つきの地域生活の中で，それなりに順調に過ごしているといえる．

# 7 START 研究の概要 (Sarah L. Desmarais)

　どのような尺度でもそうだが，STARTにおいても継続的に研究と評価を行っていくことが，この評価法を最新で妥当なものにしつづけていくために必要である（Webster, Nicholls, Martin, Desmarais, & Brink, 2006）．開発されて比較的間もない評価法であるが，この数年，STARTに関して行われた研究の増加が著しい．以下には，これまでに行われた研究を簡潔に要約した．

## 予備的研究：STAR（STARTの先行版）の実用性および受け入れに関する研究

*Brink & Livingston (2004)*

　START包括マニュアル第1版において，BrinkとLivingstonは，STARTの先行バージョンであるSTAR（Short-Term Assessment of Risk）を用いた予備的研究の結果を報告した．ブリティッシュコロンビア州にある司法精神病院の精神科医（$n=9$），看護師（$n=8$）およびソーシャルワーカー（$n=6$）が，6カ月間，精神医療審査会に出席した担当患者に対して，STAR評価を行った．このSTARTの先行バージョンでは，評価者は，各項目を6段階で評価した．つまり，（現バージョンのように）各項目につき，ストレングスと脆弱性を別々に評価するのではなく，−−−（明確なリスク）から＋＋＋（明確なストレングス）の6段階で評価したのである．特定のリスクは，他者への暴力，自傷，自殺，無断退去についてのみ推定された．研究期間中，全体として，157人の患者（90%男性，10%女性）に対して332の評価が行われた．

　この予備的研究の結果は，職種によって評価に類似性と相違の両方がみられることを明らかにした．全体的にみると，ソーシャルワーカーや看護師に比べると，精神科医は「よりリスクが高い」方向に評価をした．衝動コントロール，外的誘因，人間関係，就労，対処，素行の6領域については有意な違いがみられた．患者の性別によって評価が割れることはほとんどなかった．2項目（病識とソーシャルスキル）では男性患者が女性患者に比べて有意にリスクが高いと評価されていた．さらなる分析によって，このツールの妥当性についての予備的なエビデンスが得られた．STAR評価（ストレングス対リスク）および精神医療審査会聴聞会の決定（入院または非入院）の関係を検討したところ，Brinkと

Livingston は，STAR 項目は，精神医療審査会の決定に影響を与える要因であるとの結論に至った（ファイ係数は，物質使用の 0.10 から計画の 0.32 までの範囲であった．表 1 参照）．

　評価者は，このツールのユーザーフレンドリーさ，および（静的要因と比べ）動的要因への焦点づけを高く評価した．全般的に，求められている情報は容易に入手できること（93%），記入するのに十分な時間が捻出できること（88%）という回答であった．回答を見る限り，細かい段階評価（例．＋＋＋か＋＋か＋かを判断すること）については難しかったものの（容易に出来ると回答した者は 67% のみだった），ほとんどの者（84%）は項目がストレングスか脆弱性かの判断は容易だったと回答した．1 回だけの短いトレーニングで，82% の者が，アセスメントの正確性に自信がついたと回答した．

## 7 START研究の概要

**表1. 評価点と精神医療審査会の判定との関係**

| 全職種 | 精神科医 | ソーシャルワーカー | 看護師 |
|---|---|---|---|
| 1. 治療反応 (phi=0.398) | 1. 精神状態 (phi=0.355) | 1. 外的誘因 (phi=0.339) | 1. 計画 (phi=0.317) |
| 2. 計画 (phi=0.384) | 2. 計画 (phi=0.335) | 2. ソーシャルスキル (phi=0.300) | 2. 治療反応性 (phi=0.292) |
| 3. 態度 (phi=0.376) | 3. 就労 (phi=0.314) | 3. 物的資源 (phi=0.292) | 3. 精神状態 (phi=0.280) |
| 4. 病識 (phi=0.363) | 4. ソーシャルサポート (phi=0.275) | 4. 精神状態 (phi=0.258) | 4. 態度 (phi=0.271) |
| 5. セルフケア (phi=0.267) | 5. 人間関係 (phi=0.250) | 5. 治療反応性 (phi=0.242) | 5. 病識 (phi=0.264) |
| 6. 精神状態 (phi=0.263) | 6. 情動の状態 (phi=0.238) | 6. 態度 (phi=0.238) | 6. ソーシャルサポート (phi=0.233) |
| 7. ソーシャルサポート (phi=0.241) | 7. 病識 (phi=0.223) | 7. 情動の状態 (phi=0.237) | 7. ソーシャルスキル (phi=0.219) |
| 8. 就労 (phi=0.238) | 8. 治療反応性 (phi=0.201) | 8. 対処 (phi=0.234) | 8. 就労 (phi=0.217) |
| 9. 素行 (phi=0.227) | 9. ソーシャルスキル (phi=0.187) | 9. 計画 (phi=0.219) | 9. 情動の状態 (phi=0.216) |
| 10. 衝動コントロール (phi=0.218) | 10. 衝動コントロール (phi=0.186) | 10. 衝動コントロール (phi=0.206) | 10. 衝動コントロール (phi=0.198) |
| 11. ソーシャルスキル (phi=0.208) | 11. 態度 (phi=0.185) | 11. ルールの遵守 (phi=0.206) | 11. 素行 (phi=0.192) |
| 12. 情動の状態 (phi=0.195) | 12. 素行 (phi=0.182) | 12. ソーシャルサポート (phi=0.201) | 12. 物的資源 (phi=0.177) |
| 13. 服薬アドヒアランス (phi=0.185) | 13. 服薬アドヒアランス (phi=0.160) | 13. 素行 (phi=0.197) | 13. 外的誘因 (phi=0.171) |
| 14. 物質使用 (phi=0.159) | 14. 対処 (phi=0.145) | 14. 病識 (phi=0.178) | 14. 対処 (phi=0.167) |
| 15. 対処 (phi=0.157) | 15. 余暇活動 (phi=0.133) | 15. 就労 (phi=0.147) | 15. 人間関係 (phi=0.160) |
| 16. 物的資源 (phi=0.141) | 16. 外的誘因 (phi=0.121) | 16. 人間関係 (phi=0.137) | 16. セルフケア (phi=0.142) |
| 17. 人間関係 (phi=0.138) | 17. 物的資源 (phi=0.107) | 17. 余暇活動 (phi=0.124) | 17. 余暇活動 (phi=0.129) |
| 18. 余暇活動 (phi=0.136) | 18. ルールの遵守 (phi=0.058) | 18. 物質使用 (phi=0.102) | 18. 服薬アドヒアランス (phi=0.126) |
| 19. ルールの遵守 (phi=0.105) | 19. セルフケア (phi=0.054) | 19. セルフケア (phi=0.059) | 19. ルールの遵守 (phi=0.116) |
| 20. 外的誘因 (phi=0.087) | 20. 物質使用 (phi=0.018) | 20. 服薬アドヒアランス (phi=0.044) | 20. 物質使用 (phi=0.100) |

注．Brink and Livingston（2004）表5より改変．全職種：$n$'s = 304-322 アセスメント；精神科医：$n$'s = 120-126；ソーシャルワーカー：$n$'s = 79-90；看護師：$n$'s = 98-106；関連の強い項目から順に並んでいる．

# THE SHORT-TERM ASSESSMENT OF RISK AND TREATABILITY (START)：司法精神科患者における前方視的妥当性研究

*Nicholls, Brink, Desmarais, Webster, & Martin（2006）*

　BrinkとLivingston（2004）の研究をふまえ，Nichollsら（2006）は，前方視的妥当性研究を実施した．Nichollsは，BrinkとLivingstonの予備的研究に含まれた137人（男性122人，女性15人）において，外在化リスクと内在化リスクにおける，START評価の違いを調べた．これら患者のうち，フォローアップ期間中も引き続き病院内に残った51人について，Overt Aggression Scale（Yudofsky et al., 1986）の修正版で評価した．

　結果は全体として，このツールの信頼性と妥当性を支持した．評価点分布には，かなりのバラツキがみられ，STARTが比較的均質な集団においても，違いを識別することを示唆していた．評価者間信頼性は，全体としても（$ICC = .87, p < .001$），職種内でも（精神科医：$ICC = .80, p < .001$；看護師：$ICC = .88, p < .001$；ソーシャルワーカー：$ICC = .92, p < .001$）極めて高かった．心理測定学的特徴は，すべて容認できる範囲にあった（表2参照）．

**表2．STARTの心理測定学的特徴**

| 職種 | M | SD | 範囲 | MIC | M CITC |
|---|---|---|---|---|---|
| 全職種 | 76.71 | 13.70 | 48–110 | .27 | .48 |
| 精神科医 | 79.29 | 13.07 | 55–108 | .18 | .38 |
| ケースマネージャー | 85.92 | 13.60 | 57–110 | .30 | .52 |
| ソーシャルワーカー | 74.25 | 15.03 | 48–105 | .40 | .61 |

注：Nicholls et al.（2006）表5より改変．$N = 51$ 入院患者．MIC＝項目間相関平均；CITC＝修正済み項目合計相関

　Nichollsらの結果は，有害な転帰が起こるリスクの同定に関するSTARTの妥当性も示している．フォローアップ期間中，他者を攻撃した者のSTART得点は，攻撃しなかった者に比べて有意に高かった：他者への何らかの攻撃（$M = 65.86$ vs. $75.66$）；他者への言語的攻撃（$M = 66.82$ vs. $75.86$）；対物攻撃（$M = 68.00$ vs. $77.90$）；他者への身体的攻撃（$M = 68.25$ vs. $76.32$）；他者への暴力（$M = 69.12$ vs. $81.82$）；性的攻撃（$M = 70.24$ vs. $80.63$）．自傷行動（$M = 68.96$ vs. $77.36$）や無断退去（$M = 70.07$ vs. $86.89$）についても同様の結果が得られた．Receiver Operating Characteristic（ROC）分析では，無断退去以外で，STARTの予測妥当性が支持された（表3参照）．

**表3. 有害な転帰に対するSTARTの予測妥当性**

| OAS 修正版 | 全患者 (n = 129) | | 妥当化サンプル (n = 51) | |
|---|---|---|---|---|
| | AUC | 95% CI | AUC | 95% CI |
| 言語的攻撃 – 対他者 | .67 | (.61-.73)*** | .72 | (.58-.86)*** |
| 対物攻撃 | .69 | (.62-.76)* | .67 | (.52-.83)* |
| 身体的攻撃 – 対他者 | .65 | (.57-.72)*** | .70 | (.55-.85)** |
| 性的不適切行動 | .65 | (.43-.86) | .92 | (.79-1.05)* |
| 自傷 | .66 | (.54-.77)** | .67 | (.50-.84) |
| 無断退去未遂 | .77 | (.62-.93)** | .92 | (.85-1.00) |
| 無断退去 | .52 | (.43-.62) | .31 | (.13-.50) |

注．Nicholls et al.（2006）表6より改変．AUC = ROC 曲線下面積；CI = 信頼区間．$^{*}p \leq .05$．$^{**}p \leq .02$．$^{***}p \leq .001$．

## 司法精神科患者の短期的リスクのアセスメントの予測妥当性と，評価者の自信

*Desmarais, Nicholls, Brink, & Read（2006）*

　評価者の自信と評価の正確性は，入院・退院およびマネジメント上の決定において不可欠である．司法精神医療の専門家は，適切なレベルの自信をもって悪い結果が起こる可能性を予測することを期待されている．それでは「適切なレベルの自信」とは何なのか？Desmaraisら（2006）はこの問いについて，Nichollsら（2006）の研究サンプルを用いてSTART評価を検討した（n = 237）．評価時点に評価者は自らのリスク評価の予測の正確性に対する自信を5段階で個別に評定した．「私は，自分の評価の正確性について自信がある」に対して，1（全くそうは思わない）から5（その通りだと思う）の尺度で回答してもらった．分析のため，自信の強さ別の群分けを行った：低／中群（中央値以下），高（中央値以上）群．サンプル全体に対して，評価および患者を単位とした分析を行い，さらに52週間のフォローアップ期間中も在院していたサブサンプルの解析を行った．

　全体として，複数の有害な転帰の短期的リスクの評価に対する自信は高かった．圧倒的多数の評価が，尺度上は「自信がある」ほうに評定されていた（全サンプル：$M = 3.84$, $SD = 0.46$, 範囲 = 2-5；入院サンプル：$M = 3.83$, $SD = 0.46$；範囲 = 2-5）．職種別の自信評価の平均に有意な差は認められなかった（全サンプル：$F's \leq 1.17$, $p's \geq .05$, $p\ eta\text{-}sq's \leq .03$）．この結果によれば，評価に対する自信の影響は最低限であることが示唆される．特に，自信レベル別にSTART得点を分析したところ，有意な差は認められず（$t's \leq .86$, $p's > .05$, $d's \leq .17$），予測の正確性についてもほとんど有意な差がなかった（表4参照）．ロジスティック回帰モデルでは，自信が正確性の予測因子であるとい

う仮説は支持されなかった（$\beta$'s ≤ 2.75, $p$'s > .05）．

しかしながら，予測の正確性に有意差が観察されたリスク領域では，自信過剰バイアスに一致する結果だった．つまり，予測の正確性は，自信が低／中群のほうが高かったのである．表4に示されたように，何らかの攻撃，他者への言語的攻撃，対物攻撃，自傷のカテゴリーの評価結果は高自信群よりも，低／中自信群において評価が優れていた．

表4．評価者の自信レベル別にみた有害な転帰に対するSTARTの予測妥当性

| | アセスメント単位分析 ($n$ = 237) | | 患者単位分析 ($n$ = 119) | |
|---|---|---|---|---|
| | 自信レベル 低／中 | 自信レベル 高 | 自信レベル 低／中 | 自信レベル 高 |
| 全サンプル | | | | |
| 何らかの攻撃 | .79*** | .68*** | .83*** | .70** |
| 　言語的攻撃 [a] | .83*** | .66*** | .85*** | .68** |
| 　対物攻撃 | .78** | .69*** | .80** | .70** |
| 　身体的攻撃 | .63** | .73** | .77** | .65* |
| 自傷 [a,b] | .87* | .61 | .88** | .57 |
| 無断退去 | .58 | .58 | .57 | .54 |
| 入院患者サブサンプル | | | | |
| 何らかの攻撃 [a] | .87* | .61 | .88* | .60 |
| 　言語的攻撃 [a,b] | .90** | .62 | .94** | .61 |
| 　対物攻撃 | .81* | .60 | .90** | .56 |
| 　身体的攻撃 | .83** | .64 | .83* | .60 |
| 自傷 | .82 | .62 | .76 | .63 |
| 無断退去 | .58 | .38 | -- | .37 |

注．Desmarais, Nicholls, Brink, and Read（査読中）表2より改変．数値はROCのAUC．*$p$ ≤ .05. **$p$ ≤ .01. ***$p$ ≤ .001. −−＝統計値算出不能．[a] アセスメント単位分析のAUCでは有意差あり．[b] 患者単位分析のAUCでは有意差あり．

## カルテに基づくリスクの短期アセスメントの ユーザー満足度および予測妥当性

*Desmarais, Nicholls, & Brink（2007）*

カルテからデータを収集することの難しさについては広く知られているが，STARTにおいてはいっそう困難である可能性がある．このことについて検討するため，Desmaraisら（2007）は研究助手らによるカルテに基づく評価と，治療チームが行った評価を，記述統計，心理測定学的性質，予測妥当性，ユーザー満足度の点から比較した．病院カルテ内の情報を使い，心理学の修士レベルの研究助手たちは，司法精神科に入院中の50人につ

いてSTART評価を行った．この50人は，BrinkとLivingston（2004），および，Nicholls
ら（2006）の妥当性研究に含まれていた患者である．

　全体としてみると，現実場面における評価に比べ，カルテに基づく評価のほうが困難で
あることを結果は示していた．空欄のある項目は，カルテに基づく評価（$M = 2.04$, $SD = 1.63$；範囲 = 0 - 6）のほうが，現実場面における評価（$M = 0.47$, $SD = 1.37$；範囲 = 0 - 12）よりも有意に多かった（$t$ [157] $= 6.34$, $p < .001$）．さらに，ユーザー満足度を尋ねた9の領域のうち，6つにおいて有意な差がみられた（表5参照）．残りの3領域
（1…ツールを記入するのに十分な時間がとれた，2…項目を容易に患者の状況に当てはめ
て考えることができた，3…ツールは包括的なリスクの要約を提供する）の同意率は同程
度に高かった（85 - 100%）．

**表5．評価の様式別にみた有害な転帰に対するSTARTの予測妥当性**

| 質問項目 | アセスメント様式 | | 比較 $x^2$ |
|---|---|---|---|
| | 現実評価 同意% | カルテ調査 同意% | |
| 1. 必要な情報は容易に入手できた． | 95 | 72 | 14.86*** |
| 2. ストレングスと脆弱性の区別は容易だった． | 98 | 85 | 7.87** |
| 3. 評価点の区別は容易だった(例. 1と2のどちらかを決める)． | 86 | 18 | 44.34*** |
| 4. 特徴的リスク兆候はこの患者の役に立つ． | 64 | 7 | 24.86*** |
| 5. 特定リスクの推定はこの患者の役に立つ． | 63 | 100 | 18.61*** |
| 6. 自分のアセスメントの正確性に自信がある． | 99 | 56 | 31.91*** |

注．**$p < .01$. ***$p < .001$.

　DesmaraisらによればSTART評価の難しさについての自覚には有意差があったもの
の，実際の評価にも，評価者間信頼性にも，予測妥当性にもほとんど違いはなかった．平
均評価得点に有意差が認められたのは，外的誘因のみであった（現実場面評価 $M = 4.19$, $SD = 0.70$; カルテ調査 $M = 4.60$, $SD = 0.92$）， $t = 2.46$, $p < .05$. 自傷と無断退去の合計点
と特定リスク推定には評価方法による有意差は認められなかった．しかし，他者への身体
的危害のリスクと自殺については，カルテ調査のほうが臨床家評価よりもリスクを高く評
価するという結果であった（$t$'s ≥ 2.82, $p$'s ≤ .01）．評価者間信頼性も（$ICC$'s $= .77$ - $.92$, $p$'s $< .001$），項目均質性も（$MIC$'s $= .29$ - $.46$），内的一貫性も（Cronbach's Alphas $= .88$ - $.94$），現実評価とカルテ調査のそれぞれの評価様式内および評価様式間で有意差は
なかった．評価様式別の予測妥当性にも有意差はなかった（$Z$'s ≤ 1.16, $p$'s $< .05$）．

# 重度精神障害患者のリスクマネジメント病棟において患者の安全を向上させるために系統的なリスクアセスメントをいかに実施するか：デモ・プロジェクト

*Crocker, Garcia, Israël, Hindle, Gagnon, Venegas, et al. (2008)*

　Crocker ら (2008) は，カナダのモントリオール市にあるダグラス・インスティテュートの重度精神障害者のリスクマネジメント病棟において START を実施したデモ・プロジェクトの結果を報告した．経時的な前方向視ミックス・メソッドデザインを用いて，Crocker らは，以下を検討した：（1）短期的（1カ月〜1年）に生じた問題行動に START 評価が関連を示したか，（2）START が成功裡に実施できたか．18カ月間で，研究期間中に少しでもその病棟にいたクライエント全員（$n = 42$）に対して，中核的治療チームが 180 の START 評価を完了した．問題行動の転帰データは，12カ月間にわたって，研究助手が，カルテ調査およびインシデント報告を調べ，START Outcome Scale (Nicholls, Gagnon, Crocker, Brink, Desmarais, & Webster, 2007) にまとめた．また，妥当性検討のための患者群（$n = 29$）については，前述の記録に加え，病棟内の看護その他のスタッフ記録も参照した．スタッフはさらにフォーカス・グループに参加して Doyle と Brown (2005) の質問紙に記入し，START の有用性についてどのように感じたか，そして改良できる点があるとすれば何かについてのフィードバックを行った．

　評価者間信頼性に関する結果は，一貫していなかった．評価についての最初のトレーニングから6カ月後，ランダムな評価者間信頼性の検討が行われた．その時に検討された5人のスタッフが6人の患者について評価した結果によれば，STARTのストレングス合計点については高い内的一貫性を示した（Cronbach's alpha = .81）．一方，Nicholls ら (2006) の結果とは対照的に，START 脆弱性合計得点の信頼性は低かった．

　妥当性検討の結果はより有望だった．通常実践の中で，臨床スタッフは，23項目の Rehabilitation Evaluation Hall and Baker (REHAB, Baker, & Hall, 1984, 1988) をつけていた．これは慢性精神病患者の行動を評価する尺度である．START 評価後の1カ月間の逸脱行動下位尺度7項目の評価点と，START 合計点が，予測される方向の有意な相関を示した（ストレングス：$r = -.31$, $p < .05$；脆弱性：$r = .21$, $p < .01$）．病棟レベルの予測妥当性分析では，START 脆弱性スコアが，短期的（評価後1-3カ月）な身体的攻撃を予測するが，長期的（6-12カ月）な身体的攻撃は予測しなかった．脆弱性スコアは，1カ月のフォローアップ期間中の対物攻撃を予測したが，その他の低頻度のアウトカム（例．性的攻撃）は予測しなかった．ストレングス合計得点は，短期的にも長期的にも（評価後1-3カ月，および12カ月）逆方向に予測した．妥当性検証サンプルでは，患者レベル分

析の結果，脆弱性合計得点は，身体的攻撃および対物攻撃を評価後の1, 6カ月および12カ月時点で予測し，ストレングス合計得点は，全時点でこれらの問題行動（のなさ）を予測した．先述したのと同様，START評価は，その他の低頻度の行動は予測しなかった．

彼らの発見は，STARTを臨床実践で使う実施可能性についてのさらなる支持を与えることとなった．全体として，Crockerは，スタッフがSTARTを使った患者評価を定期的（各患者に月1回）に実施できていたことから，STARTが臨床活動，病棟運営活動の中にうまく取り込まれていると結論した．フォーカスグループでは，参加スタッフは，クライエント介入プログラムのパスの中にSTART評価が統合されている様子を報告した．つまり，多様な問題行動に関連したリスク要因やストレングスに対する認識が向上したこと；チームミーティングの構造化が改善されたこと；コミュニケーションが改善されたのである．BrinkとLivingston（2004）と同様，Crockerらも，スタッフがSTART評価に必要な情報が容易に入手できると感じ（90-100％同意），評価の正確性に高い自信をみせていることを報告した．

## ノルウェーの高度保安精神科病院の患者人口におけるSTARTの信頼性と妥当性

*Nonstad（2008）*

オーストリアのウィーンで開催された International Association of Forensic Mental Health Services 年次大会のSTART焦点化シンポジウムにおいて，Nonstad（2008）は，ノルウェーの高度保安精神科病院患者に対して実施した47のSTART評価の信頼性と妥当性の分析を行った．患者が身体的攻撃（言語的攻撃と脅迫は省かれた）を他者に行ったかどうかについてのアウトカムデータは，START評価の後，90日間にわたって収集された．

START脆弱性とストレングス合計得点については，極めて高い評価者間信頼性が認められ（Cronbach's alphas = .853 および .847），全項目でも高かった（.908）．妥当性の結果も有望であった．STARTの暴力予測のROC曲線のAUCは.77（95％信頼区間 = .635 - .905）であり，ストレングス合計点については，.77（95％信頼区間 = .639 - .906）だった．Nonstad（2008）はさらに，90日間フォローアップ中の暴力を予測するためのカットオフ値を同定できるかどうかを探索した．脆弱性については，脆弱性得点が17点以下の患者は，続く90日間に暴力をふるわなかったが，17点以上の者では，暴力をふるう確率が50％以上であることを見出した（$p$ = .001）．ストレングス得点については，18点以上の者はフォローアップ期間中暴力をふるうことはなく，他方，18点以下の患者の44％が暴力をふるう可能性があった（$p$ = .006）．Nonstadの分析は，さらに，暴力のリ

スクアセスメントにおいて，ストレングスを考慮することの価値のエビデンスを示したといえる．ストレングス評価の合計得点が，脆弱性評価の合計得点よりも高いときには，続く90日間に暴力がみられなかったのである．

## 実践における START の心理測定学的性質：
## リスクアセスメント研究の生態学的妥当性を向上させるために
*Desmarais, Nicholls, & Brink*（2008）

　同じシンポジウムの中で，Desmaraisら（2008）は，ブリティッシュコロンビア州の司法精神科病院において多職種チーム（精神科医，看護師，ソーシャルワーカー）によって作成されたSTART評価の特徴についての報告を行った．構造化されたリスクアセスメントとマネジメントの統合によって，ブリティッシュコロンビア州司法精神科サービスのケアモデルを発展させようというサービス全体に関わるイニシアティブの一環として，病院治療チームは，心神喪失または心神耗弱の患者全員に対して，3カ月ごと（$M = 3.06$, $SD = 0.60$；範囲 = 3週 - 6カ月）にSTARTアセスメントを行った．142人の患者（男性131人〔92.3%〕，女性11人〔7.7%〕）に対して行われた291のSTART評価が分析に含まれた．患者の80%の主診断が統合失調症またはその他の精神病性障害であり，これは入院患者に典型的なプロフィールだった．

　Nichollsら（2006）同様，Desmaraisら（2008）もまた項目と合計点の両方において，違いがあることを見出した．ストレングス合計点は，2〜34点の範囲であり（40点中；$M = 18.47$, $SD = 6.64$），脆弱性得点は，2〜38点の範囲で（$M = 18.36$, $SD = 7.17$）だった．すべての項目得点で，ストレングス項目でも脆弱性項目でも，0〜2点がつけられていた．これとは対照的に，特定のリスク領域については，大多数が領域に関わらず低〜中に評価をしていた．保安レベルが下がるごとに，ストレングス合計得点が有意に上昇し，脆弱性合計得点が有意に減少していたことは，構成概念妥当性を支持していた（$F's [2,286] \geq 31.38$, $p's < .001$, 図5参照）．自傷リスクの推定を除けば，同様の変化が特定のリスク領域においても観察された．つまり，保安レベルが下がるごとに，リスクレベルも下がっていたのである（$p's < .05$）．

#### 図 5. 保安レベル別の START 合計点

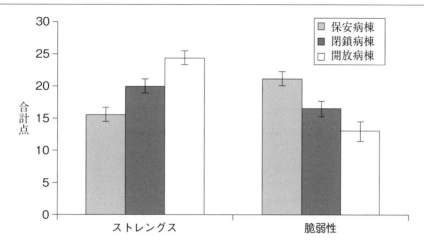

注：バーは 95% 信頼区間

結果は，臨床実践の中で実施された START の構造的統合性を支持していた（表 6 参照）．全体としても，保安レベルごとにみても，内的一貫性（クロンバックの α 係数；Cronbach's alpha）は高かった．評価者間信頼性平均（$MICs$）も概ね受容範囲であり（つまり .20 - .50），修正済み項目合計相関も同様であった（つまり > .30）．

#### 表 6. START 合計点の構造特性

|  | N | MIC | MCITC | Alpha |
|---|---|---|---|---|
| **脆弱性合計点** | | | | |
| 全体 | 282 | .26 | .47 | .87 |
| 保安レベル | | | | |
| 　保安病棟 | 141 | .24 | .46 | .86 |
| 　閉鎖病棟 | 98 | .21 | .42 | .84 |
| 　開放病棟 | 41 | .16 | .36 | .78 |
| **ストレングス合計点** | | | | |
| 全体 | 283 | .27 | .49 | .88 |
| 保安レベル | | | | |
| 　保安病棟 | 140 | .26 | .48 | .87 |
| 　閉鎖病棟 | 100 | .22 | .43 | .85 |
| 　開放病棟 | 41 | .11 | .28 | .69 |

Desmarais ら（2008）はさらに，項目評価と特定のリスク領域の間に，予測される方向の関連がみられることを報告した．つまり，ストレングス合計得点が上昇するごとに，推

定リスクレベルが下がり，脆弱性合計得点が上昇するごとに，推定リスクが高まったのである（表7）．

**表7．評価点と特定リスクの推定との関係**

| リスクの推定 | 合計点 | |
| --- | --- | --- |
| | ストレングス | 脆弱性 |
| 暴力 | -.54*** | .56*** |
| 自傷 | -.10 | .13* |
| 自殺 | -.13* | .16* |
| 無断退去 | -.48*** | .48*** |
| 物質乱用 | -.25*** | .24** |
| セルフネグレクト | -.45*** | .44*** |
| 他者からの被害 | -.31*** | .30*** |

注：数値はピアスン積率相関係数．*$p < .05$. **$p < .01$. ***$p < .001$.

## 2つの構造的専門家判断の検討：START と HCR-20

*Wilson, Desmarais, Nicholls, & Brink（2008）*

　短期的な暴力リスクを評価するために構造化された専門的判断をどのように使用するかについてのより大きな研究の一部として，Wilson ら（2008）は，START の評価者間信頼性と，予測妥当性を検討した．2人の研究助手が30人の男性司法精神科患者に対してSTART 評価を3カ月ごとに4回実施した．対象患者はいずれも，精神障害の影響で訴訟能力がない，もしくは，責任能力がないと判断され，州の精神医療審査会の管理下におかれ，フォローアップ期間中に攻撃性を示したかどうかの（頻度と，重篤度も含めた）情報が得られた者たちである．対象者は，1年のフォローアップ期間中に攻撃性を示したかどうかに基づいて，暴力群（$n = 15$）と非暴力群（$n = 15$）に分類された．暴力群の患者ごとに，非暴力群の患者がマッチングされた．基準は，指標犯罪の種類（非暴力的，性暴力，その他の罪種），在院期間（年単位），年齢群（5歳間隔）であった．ストレングス合計得点も，脆弱性の合計得点も極めて高い評価者間信頼性が認められた（各々 $ICC_1$s = 0.85 および 0.90, $p$'s< .001）．群間比較によれば，フォローアップ期間中に暴力的だった患者のほうが，暴力的でなかった患者に比べて，脆弱性得点の平均が有意に高く（$M = 24.15$ vs. $13.73$, $t[118] = -8.45$, $p < .001$），ストレングス得点が有意に低かった（$M = 13.55$ vs. $23.05$, $t[118] = 8.92$, $p < .001$）．フォローアップ期間中の4時点で比べても，攻撃性を示した患者ではより高い脆弱性合計得点とより低いストレングス合計得点を示した（表8参照）．

**表 8. 各評価期間の平均合計点**

| 評価期間 | 攻撃性 | N | ストレングス M (SD) | 脆弱性 M (SD) |
|---|---|---|---|---|
| 1 | No | 23 | 19.4 (7.3) | 16.9 (8.0) |
|   | Yes | 7 | 14.2 (5.8) | 23.1 (7.8) |
| 2 | No | 21 | 19.6 (7.7) | 16.9 (8.1) |
|   | Yes | 9 | 14.8 (7.2) | 23.6 (9.4) |
| 3 | No | 25 | 18.9 (7.7) | 18.9 (7.7)[a] |
|   | Yes | 5 | 14.0 (3.1) | 23.9 (2.6) |
| 4 | No | 26 | 20.0 (7.9)[b] | 17.1 (9.3)[c] |
|   | Yes | 4 | 10.8 (3.7) | 29.8 (3.5) |

注. Wilson et al.（2008）表 2 より改変. [a]$t = -2.59$；[b]$t = 2.28$；[c]$t = -5.04$；すべての$p$'s < .05

　表9に示したように，ROC分析では，START合計点は短期的な暴力を予想していたが，長期的な予測はしていなかった．この結果はCrockerらの先行研究と一致していた．アセスメント後3カ月間の暴力の可能性についてのリスク推計は，全般的に中等度～高い予測妥当性示した（$AUCs = .75 - .92\ p$'s $< .05$）.

**表 9. 身体的攻撃の曲線下面積**

| 評価期間 | フォローアップ | | | | | | | |
|---|---|---|---|---|---|---|---|---|
|   | 3カ月 | | 6カ月 | | 9カ月 | | 12カ月 | |
|   | S | V | S | V | S | V | S | V |
| 1 | .74 | .70 | **.81** | **.81** | .71 | .74 | **.80** | .73 |
| 2 | .69 | .72 | .62 | .67 | **.82** | **.81** | – | – |
| 3 | .74 | .71 | **.86** | **.80** | – | – | – | – |
| 4 | **.86** | **.87** | – | – | – | – | – | – |

注. Wilson et al.（2008）表 3 より改変. S＝ストレングス合計点；V＝脆弱性合計点. 強調文字のAUC値は$p < .05$で有意. AUC分析のため，ストレングス得点を変換し，高得点がより少ないストレングスを表すようにした．

# リスクと治療反応性の短期アセスメント（START）：臨床実践における主観的有用性と満足度の検討

*Collins, Desmarais, Nicholls, & Brink（2008）*

　Collinsらは，臨床家からみた，STARTの司法精神科の臨床における有用性と満足度を検討した．58人のスタッフが調査に参加し，これはブリティッシュコロンビア州司法精神科病院でSTARTを使用しているスタッフの3分の1に相当した．回答者の大多数

は看護師（$n = 41$, 71.9%）であり，次いで精神科医（$n = 9$, 15.8%），ソーシャルワーカー（$n = 4$, 7.0%），リハビリテーションスタッフ（$n = 2$, 3.5%），および心理士が1人（1.8%）だった．回答者は，ユーザー満足度については，1（全くそうは思わない）から5（全くその通りだと思う）の尺度で回答した．回答者が完了したSTART評価数の平均は9.67（$SD = 12.20$；範囲 = 0 - 50）だった．回答者たちは，平均して，調査の約2カ月前（$M = 55.96$日；$SD = 80.72$）に最後のSTART評価を行っており，かけた時間は平均39.63分（$SD = 14.61$）だった．

全体として，STARTは，使いやすく，臨床的に役に立つと判断されていた（表10参照）．臨床家の大多数が，START評価方法のユーザーフレンドリーさ（≥80%）や臨床的有用性（70.8% ～ 87.5%）を認めていた．ほとんどの項目で3分の2以上の回答者が同意していたが，得点のつけやすさの満足度はより低かった（つまり，0点，1点，2点の区別については56.0%だった）．アセスメントのすべての構成要素は，大多数の回答者により，有用であるとみなされていた．特定の項目（例．特徴的リスク兆候やT.H.R.E.A.T）の有用性にいくらか低い得点がついたのは，もしかするとこうした項目が，まれにしか当てはまらないことが原因かもしれない．

評価者の自信は高かった．回答者の大多数は，各START構成要素の評価について自信があると述べ，評価点は79.6%（「他害リスク」推計）から83.7%（個別START項目）だった．アセスメント全体の正確性についての自信は，82.6%があると回答していた．とりわけ，自信についての同意率は，それまでいくつのSTARTを評価してきたかと相関しており（$r$'s ≥ 0.30, $p$'s < 0.05），評価の経験を積めば積むほど，自信が高まることを示していた．中核的治療チームの職種別（精神科医，看護師，ソーシャルワーカー）に有意な違いはなかった．

## 司法精神科サービスにおけるリスクと治療反応性の短期アセスメント（START）の実践

*Doyle et al. (2008)*

Doyleら（2008）は，英国の司法精神科サービスの中等度保安病棟におけるSTARTの有用性と表面的妥当性を検討した．看護師がトレーニングに参加し，その後自分が担当する患者の3-4人に対してSTART評価を行い，その経験についての質問紙に回答した．合計して11人のスタッフが39の質問紙に回答した．START評価の大多数（82%）は，通常のケース検討として実施され，平均して完了までに25分かかっていた．BrinkとLivingston（2004）およびCollinsら（2008）の報告と同様，本研究の結果は，STARTの臨床的有用性と表面的妥当性を支持している．例えば，（39のうち）37のアセスメント

## 表 10. START を実用した臨床家の満足度

| | 同意 % |
|---|---|
| **ユーザーフレンドリー** | |
| START に必要な情報は容易に入手できた | 88.0 |
| ストレングスと脆弱性を別々に評価するのはわかりやすかった | 80.0 |
| 点数の区別は容易にできた（つまり 0 と 1 と 2 の判断） | 56.0 |
| スコアをつけるのに十分な時間がとれた | 81.6 |
| **臨床的有用性—前回のアセスメント** | |
| 項目はこの患者の状況に容易に当てはめて考えることができた | 81.6 |
| このツールは，この患者の包括的なリスクを要約してくれた | 83.7 |
| ストレングスと脆弱性を分けて評価したことは，この患者の役に立った | 83.3 |
| 以下の情報を含めたことは患者の役に立った： | |
| 　特徴的リスク兆候 | 70.8 |
| 　特定リスクの推定 | 87.2 |
| 　特定リスクの既往 | 79.2 |
| 　ストレングスのキー項目 | 73.9 |
| 　脆弱性の重要項目 | 87.5 |
| 　T.H.R.E.A.T.（緊急対応必要性）評価 | 72.3 |
| 　リスク定式化 | 83.3 |
| **全般的な臨床的有用性** | |
| 　動的で可変な項目に焦点を当てることは，臨床的に役に立つ | 81.1 |
| 　脆弱性とストレングスに焦点を当てることは臨床的に役に立つ | 92.5 |
| 　全体的に言って START は臨床で役に立つツールである | 92.5 |
| **評価者の自信—前回のアセスメント** | |
| 以下の評価に対する自信： | |
| 　個別の START 項目 | 83.7 |
| 　"他者に対するリスク"のリスク推定 | 79.6 |
| 　"自傷"のリスク推定 | 83.3 |
| 　"自殺"のリスク推定 | 81.6 |
| 　"無断退去"のリスク推定 | 81.6 |
| 　"物質乱用"のリスク推定 | 81.6 |
| 　"セルフネグレクト"のリスク推定 | 81.6 |
| 　"他者からの被害"のリスク推定 | 81.6 |
| アセスメントの全体的な正確性に対する自信 | 82.6 |

注：Collins et al.（2008）表 1 より改変．同意率は，「そう思う」または「強くそう思う」と回答した者の率として算出した．

(95%) で，回答者は，評価に必要な情報を既にもっていたと感じていた．95% のケースで，評価者は項目の評価に中等度〜高い自信をもっていた．さらにスタッフは，患者のリスクについて考える際に，START が「中等度に役に立つ」あるいは「極めて役に立つ」と報告した（$n = 33$, 85%）．リスクの定式化と特定のリスク領域のセクションが最も評価が難しいと認識され，4 分の 1 のケースで，困難を経験していた．そのセクションの記入に対しては 13% しか「とても自信がある」と回答していなかったにもかかわらず，72% の者が，その特定リスク領域の推定セクションが「中等度に」あるいは「極めて役に立つ」と回答していた．特徴的リスク兆候を記入するのが困難だと報告した評価者はほとんどおらず（85% が全く問題がなかったと回答），このセクションは「中等度に」あるいは「極めて役に立つ」と認識されていた．最後に，臨床現場において START はどのくらいの頻度で実施されるのが望ましいと考えられるかを問う項目に対しては，79%（$n = 29$）が，最低月 1 回と回答していた．

## 結 論

これまでに要約してきた研究は，START の信頼性，妥当性，臨床的有用性を支持している．心理測定学的性質については，構造的信頼性（Desmarais et al., 2008; Nicholls et al., 2006）と評価者間信頼性が認められている（Desmarais et al., 2007; Nicholls et al., 2006; Wilson et al., 2008; Crocker et al., n.d. 参照）．START 合計得点と推定リスクや保安レベルの関連（Desmarais et al., 2008; Nicholls, Webster, Brink, & Martin, 2008 も参照）だけでなく，START と精神医療審査会の判断の関連（Brink & Livingston, 2004）も，このツールの妥当性を示唆している．START は悪い転帰，なかでも身体的攻撃の予測についての妥当性が認められ（Nicholls et al., 2006; Crocker et al., n.d.; Nonstad, 2008），ストレングス得点による結果予測には増分妥当性があることの予備的なエビデンスが得られている（Nonstad, 2008）．

実施に関連した課題について調べた研究では，臨床活動や運営に統合することの実用性（Crocker et al., n.d.; Crawford, 2008; Kroppan, 2008; Wolfe & Bjorvik, 2008 も参照）だけでなく，START プロセスに対する臨床的有用性の実感と満足が示唆された（Brink & livingston, 2004; Collins et al., 2008; Crocker et al., n.d.; Doyle et al., 2008）．

最後に，対象者を直接に評価する場合と，カルテに基づく評価の一致度が良いこと（Desmarais et al., 2007），また，評価の正確性には評価に対する自信があまり影響しないこと（Desmarais et al., 2006）についてのいくらかのエビデンスが存在している．

# 8 概念的事項

## リスクの特異性

>「リスクアセスメントは，最も一般的には，好ましくない転帰を最小に抑えるために，ハザードを理解することである」
>
> (McNiel et al., 2002, p.147)

　暴力のリスクアセスメントの領域において，アウトカムの基準に関する我々の概念的理解を進める必要性は，相当の関心の的となってきた（例．Douglas & Ogloff, 2003; Dvoskin & Heilbrun, 2001; Hart, 1998, 2001; Heilbrun, 1997; Jackson, 1997; Litwack, 2001; McNiel et al., 2001; Mulvey & Lidz, 1995）．初めのころ Mulvey と Lidz (1995) は，リスクアセスメントは文脈特異的で，暴力の性質，蓋然性，頻度，深刻度および切迫性を考慮すべきだと論説した．Jackson (1997) はリスクアセスメントの7つの側面を提唱し，さらに暴力の概念について輪郭を描いた．それには，他と比べてしっかり定義された基準変数（すなわち，どの行動を含めるのか）および危害の極端さ（すなわち，著しい危害）が含まれていた．同様に Dvoskin と Heilbrun (2001) は，評価者は蓋然性，切迫性および重大さを考慮すべきだと提言した．McNiel ら (2001) は，評価者が「リスクの性質と程度」を評価することを推奨した (p.148)．Melton ら (1997) は，「被告人が『危険』であるかどうかの判断は，一連の法律判断，すなわち危険な行動をする閾値確率，『危険』とする行動の範囲，予測が及ぶ期間，および必要な水準の予測妥当性を包含する」(p.323) と記した．Litwack (2001) は，暴力のリスクアセスメントでは，そのリスクが「予見されていたのであれば拘留の継続を正当化したであろう，十分に近い将来に起こる十分に深刻な暴力」(p.432) を伴うかどうかを考慮しなければならないと結論した．これらの著者は皆，暴力のリスクアセスメントについて論じたが，特異度については，自傷およびセルフネグレクトのリスクのアセスメントおいても，必要な前進のために考慮すべきであると指摘されてきた（例．Gunstone, 2003）．

　McNiel ら (2002) のレビューは暴力リスクの可能性の検討に特化していたが，我々が START 評価の作業として想定している多くのことを要約している：「この領域は与えられた作業が以下の内容だとおおむね受け入れてきた．つまり，臨床家は，所与の人物がある種の行動を引き起こすかもしれないリスクの性質と程度を，予想される状況と文脈に照

らしてアセスメントし，その上で，どのような介入がその暴力の可能性を低下させうるかを検討するのである」(pp.148-149)．以下に，特定のリスクの推定を行うときに，これらの論説者が挙げた目的を果たすために START ユーザーの一助となる指針を示す（START サマリーシートの右段，附録 E を参照）．

## 誰が――「個性記述的」対「法則定立的」評価

> 「保険数理学的判断は，固定された一群の要因に基づいて行われ，目の前のケースを顧みることなく決定される．「状況の全体性」を加味するという裁量をしないことは，保険数理学的アセスメントが恣意的で，それゆえ個人の法的権利の侵害となりうる可能性を意味する」
> *(Hart, 1998, p.126)*

McNiel らが述べたリスクアセスメント作業の特徴と同様，START では所与の人物に対して精神保健，矯正，および司法の専門家がアセスメントを行い，治療上の勧告をすることを支援することが意図されている．SPJ に対する我々の理解の中核にあるのは (Hart, 1998)，保険数理学的なリスクアセスメントの方法とは対照的に（例. Mossman, 2004)，アセスメントは元来，個性記述的（すなわち事例特異的）なものだということである．START アセスメントは，特定の時点において，特定のクライエントのことをみて実施され，文脈的状況が考慮されるべきである．ツールの保険数理学的な使用に SPJ を上乗せすることで，有用性がその分だけ増すことが研究で実証されている（例. Douglas & Ogloff, 2003; Kropp & Hart, 2000 を参照)[1]．関連して，評価者は事例独自項目（すなわち，その人物に特有の項目)，および特徴的リスク兆候（すなわち，その人物に特有で，自己または他者に対する暴力の再発の切迫またはリスク上昇を予測する要因として，信頼性の高い行動または思考）を特定することが求められる．

## 何を――行動の類型やリスクの性質

> 「危険性基準は，拘禁の対象範囲を狭めるだけでなく，州はどのようなときに人から自由を剥奪することができるかという規範上の論点に拘禁審問の焦点を合わせることを意図したものであった」
> *(Melton et al., 1997, p.318)*

---

[1] 保険数理学的アセスメントと臨床的情報を活用したアセスメントを対比したこれ以上の解説は，本セクションの取り扱うところではないので，関心のある読者は Grove and Meehl（1996)，Hart（1998)，Litwack（2001)，Quinsey et al.（1998)，および Webster and Hucker（2007）を参照されたい．

リスクアセスメントの基礎は，評価者が対象とする基準変数の明確さにかかっている．臨床実践および研究において，関心のあるアウトカム変数の明確で区別しやすい定義なしにリスクを評価することは難しい．これまでの知見が示すとおり，「特定リスクの推定」（STARTサマリーシートの右段，附録Eを参照）に対するSTARTアセスメントは，クライエントの公民権を制限し，臨床的または法的介入を要してもおかしくないほどに逸脱した*特性*（すなわち，行動の性質）と*程度*（すなわち，重大さ，生じうる危害）（McNiel et al., 2002, p.148を参照）をそなえた行動を反映すべきである．最終的に，リスク判定は現時点の関連法規を考慮したものにすべきである（Jackson, 1997; Melton et al., 1997を参照）．例えば，事実上すべての先進国で，自己または他者に対する暴力のリスクは，非自発的な精神科入院につながりうる（例. Melton et al., 1997を参照）．さらに，クライエントの法的身分および治療計画は，対象とすべき問題をある程度まで左右する（例. 地域の居住者は無断退去そのものをアセスメントされることはないであろうが，代わりに，臨床的助言に反して支援付き居住施設または管轄法域を，無断で留守にするリスクを評価されるかもしれない．また，すべての患者がアルコールの使用を禁止されるわけではない）．

近年，論説者や立法者は，刑事および民事拘留の要件を満たす危害の可能性の水準に，明確さを与えようと試みてきた．Litwackは，対象となる行動を，クライエントの自由を制限することになってもそれが正当化される「十分に近い将来に起こる十分に深刻な暴力」（Litwack, 2001, p.432）とすることを推奨している．「重大な危害」のリスクを示す者のみを拘留するというゴールは，米国の一部の州（Monahan et al., 2001）とカナダの一部の州で明白である．

*Winko*においてカナダ最高裁判所は，アセスメントおよび予測の作業は難しく，公衆を危険人物から保護する必要と個人の自由への権利に対する，微妙な斟酌を必要とすることを認めた．同裁判所は，訴えるに足る脅威とは，実際に憶測を超えるものでなければならず，地域の人々に身体的または心理的な危害が及ぶ実際のリスクがあり，生じうるその危害は深刻であるという両方の意味で，証拠による裏づけがあり，そしてその潜在的脅威は重大なものでなければならないことを明言した．曰く，「重大な危害の僅少なリスクでは不十分であろう．同様に，些細な危害の高いリスクも基準を満たさないであろう」（*Winko*対ブリティッシュコロンビア州［司法精神医学研究所］, 1999, 段落57, Desmarais, Hucker, et al., 2008を参照）．

基準となる行動を法律と直接結びつけることにより，評価者は，行動が受容可能な規範に違反していることに社会の大多数が賛成するだろうと確信することができる（例. Jackson, 1997）．Meltonら（1997）が提唱したように，「被告人が自由の剥奪に値するほど病状が重く危険であるかどうかが，法的倫理的判断である」（p.323）．実例を挙げると，アイスホッケーやラグビーのルールの範囲内の攻撃的なボディチェックやタックルは，上で述べた

ような特性と程度の基準を満足する．その行為は暴力的であり，重大な身体的傷害をもたらす可能性があるが，必要な法的基準を満たすようなものではなく，それゆえ他者への暴力について中等度または高度のリスクが選手にあると判断する理由にはならないだろう．同様の例は，規範に準じた物質乱用（例．若年成人期の過剰なアルコール消費）および自傷（例．寮のしごきに望んで参加すること，ボディピアス，刺青）の例についても言えることである．START がもともと司法による入院治療という場で概念化され，精神医療審査会に出頭する患者を評価するのに実用性があると考えられているとすれば，対象となる行動の本質は一般に，法律に違反していると考えられている行動，または刑法典もしくは精神保健に関する法律の中に強制入院相当と記載されている行為となる（Jackson, 1997; Melton et al., 1997 を参照）．

　要約すると，特定リスクの推定（START サマリーシートの右段，附録 E を参照）のもとで捉えられる行動は，アセスメントが行われる地域で有効な法律，またはクライエントの現時点での治療計画に違反した行動でなくてはならない．言うまでもなく，研究目的または他のタイプのアセスメント（例．児童の親権）においては，評価者は，予め適切な方法で適用を認めておく必要があるが，より広い定義を使うことができる．

## 行動の確率

> 「脅迫をする者は，その一部が最終的に脅威を与えるが，多くはそうでない」
> 　　　　　　　　　　　　　　　　　　　　　　　　　　　　　　　*(Borum & Reddy, 2001, p.380)*

　いかなるリスクアセスメントも，本質的な部分は，その人が対象とする行動に出る蓋然性を検討することである（Dvoskin & Heilbrun, 2001; Hart, 1998; Mulvey & Lidz, 1995）．Melton ら（1997）は，対象とするリスクが必ず閾値確率に達していることを推奨している．我々は単に，閾値確率はそれ自体が時間や文脈とともに変化し，社会的な，つまり法的に優先される事項に応じた，比較的流動的な概念であると言いたい．例を挙げると，小児性愛者は事例独自項目としてコードされる偏奇な性的興奮を覚えることがあり，その異常な衝動に基づいて行動するリスクが高いと見立てられるかもしれない．その他害行為歴は「直接触れることのない」行動のみからなり，いかなる身体的暴力行為も含まないかもしれないが，個々の事例の詳細な状況によっては，そのような人物が実際の接触を伴う違法行為のリスクを上昇させていることが，START で適切に見出されるかもしれないという考えに反対する者はほとんどいないであろう．

　綿密な START アセスメントは，特定の期間内の，予想される文脈的状況下における危険の確率に関する伝達まで含むべきである．暴力のリスクアセスメントについて Monahan (1981) は，クライエントが暴力をふるうために使える手段を評価することを推奨している．同様に Borum と Reddy (2001) は，臨床家が *Tarasoff* 型の状況に直面したときは，クライエントが暴力を実行する「能力」を評価することを提案した．暴力を実行する「能力」は，身体的および知的能力，手段（例．武器），意図しているターゲットへのアクセス，ならびに行動を実行に移す機会，と定義される．

彼らは他者に向けられた暴力の観点から推奨事項を組み立てたが，Borum と Reddy (2001) の多くの洞察は，より広くリスクアセスメントに関連すると思われる（START サマリーシートの右段，附録 E を参照）．我々は，彼らのアセスメント戦略が，自殺のアセスメントに対する伝統的なアプローチと一貫していると考えている．例えば，Borum と Reddy は「指針として……臨床家はクライエントのリスクを，着想から行動への動的な経路として概念化し，測定してはどうか」(p.381) と提案している．さらに，彼らによる頭字語「ACTION」(A—attitudes＝態度，C—capacity＝能力，T—thresholds crossed＝閾値を超えた，I—intent＝意図，O—others reactions＝他者の反応，および N—non-compliance with risk reduction interventions＝リスクを軽減する介入の不遵守) は，一般的なリスクアセスメントのこの現状において特に有用である．

START の評価者は特に，着想または念慮から行動または実行に至る，外に表れたいかなる展開も認識しているべきである．その点について Borum と Reddy (2001) は，対象とする行動（すなわち，我々の目的では自傷，自殺，無断退去，物質使用，他者への暴力，セルフネグレクト）に対するクライエントの姿勢，実際の行動そのもの，計画の存在，および計画を進めるためにクライエントがとりうる行動について，その人物と親族に尋ねることを推奨している．なかでも，脅迫をする（すなわち，危害を加える意図を伝える）者と，脅威を与える（すなわち，計画を宣言する，行動を実行するための手段を得る，暴力行為を実行する能力を実証してみせる）者とを区別することを推奨している．

Borum と Reddy (2001) によれば，*能力*とはクライエントがその行為を実行する手段を有するかどうかということである．例えば，START の評価者は武器 (McNiel, Weaver, & Hall, 2007)，薬物などへのアクセス可能性（暴力，自殺，自傷のいかなるアセスメントにおいても不可欠な部分），および無断退去または物質入手の可能性を考えるべきである．明らかに，これらの問題には文脈が関連する（例．無断退去および物質使用は，閉鎖病棟では一般的に最小限に減少する）．Borum と Reddy は，「閾値を超えた」について，クライエントがリスク水準を上昇させ，またはその行動の蓋然性を上昇させる「態勢に入っている」(p.382) ことを示す行動を意味すると言及している．*意図*は，暴力のアセスメント（例．Borum & Reddy, 2001）に加え，自殺のアセスメント（例．Ivanoff & Hayes, 2001）においても基本的な考え方であり，物質使用および無断退去のアセスメントにおいてもおそらく有用である．例を挙げると，「失うものは何もない」と言うクライエントは，「より強固な意

図と傾到をもっていることが予想されるであろう」(p.383). このマニュアルのほかの箇所にも述べられているように，絶望感は自己への暴力にも他者への暴力のリスクにも関連している．文脈は，行為の確率の評価に情報を与える可能性が高い．Borum と Reddy が主張するように，*他者の反応および応答*（例．クライエントの友人や家族の態度）は，クライエントがその行動に出る蓋然性に相当の影響をもつかもしれない．例えば，ガールフレンドが物質を乱用しているクライエントは，非使用者に比べて，それが治療計画の一部であるかどうかにかかわらず，物質を使用するのを思いとどまる可能性は低いであろう．最後に，START に記載されているように，Borum と Reddy はクライエントの病識の程度，および*リスクを軽減する努力*を遵守しない何らかの状況証拠を考慮することの有用性を指し示している．START コーディングの性質（すなわち，ストレングスとリスクを分離してコードすること）は，評価者がリスク強化およびリスク軽減要因を確実に見立て，伝達共有することを助けるであろう（例．Melton et al., 1997, p.323）．

## いつ——どの期間内に

「予見されていたのであれば拘留の継続を正当化したであろう，十分に近い将来に起こる十分に深刻な暴力」
*(Litwack, 2001, p.432)*

START アセスメントの時間枠を明示することは，少なくとも 2 つの主要な理由のために不可欠である．1 つ目に，1 人の人のリスク水準は不変ではなく，あるクライエントは生涯の長期にわたってリスクが高いところにとどまり，またある者は外部誘因に反応した状況の変化に伴って周期的経過をたどり，それ以外の者はリスクが完全に消失する（例．Hart, 2001）．このこともあり，この領域は，暴力リスクは不変で個人の素質だと示唆するかのような危険という用語の使用から離れていった．2 つ目に，近年の研究は，アセスメントの正確性および潜在的に最も関連の強い危険因子は，対象とする時間枠に依存して異なるかもしれないことを示唆している．Douglas と Ogloff (2003) が述べたように，リスクアセスメント研究は，数日または数週間（例．McNiel & Binder, 1995; McNiel et al., 2003）から，数カ月（例．Monahan et al., 2001），2 年（Douglas et al., 1999; Menzies, Webster, & Sepejak, 1985; Nicholls et al., 2004），何年にもわたる期間（例．Menzies & Webster, 1995; Quinsey et al., 1998, 2006）へと，広範囲に及ぶ時間枠を検討してきた．自己および他者に対するリスクのアセスメントには，現時点ではヒストリカルな要因が不可欠と考えられているが（Hart, 2001），近年の研究では，突発的な暴力のリスクをアセスメントするのにクリニカルな危険因子がかなり有力かもしれないと示唆されている（McNiel et al., 2003）．START は，短期的なリスクのアセスメントを構造化することを趣旨としている．

評価者はまた，行動の予想される**切迫性**（Dvoskin & Heilbrun, 2001; Hart, 2001; Mulvey & Lidz, 1995, 1998 を参照），行動の予想される**頻度**（Dvoskin & Heilbrun, 2001; Hart, 1998 を参照），または危険の**密度率**（Douglas et al., 1999; Douglas & Ogloff, 2003 を参照）を検討するかもしれない．

## 条件付きリスク文脈――どの状況においてか

何人かの権威は，リスクアセスメントは文脈を包含した（すなわち，対象者の変化する精神的健康状態，クライエントが現実的に直面すると予想される状況，ソーシャルサポート，外的誘因を考慮する）ものであるべきと提言してきた（Hart, 2001; McNiel et al., 2002; Mulvey & Lidz, 1995; Webster et al., 1997）．なかでも Mulvey と Lidz（1995）は，最も早く文脈の重要性を指摘し，「状況的予測」への移行を推奨した．SPJ は，状況的予測を実行する有力な手段である．Hart（1998）は，SPJ が，多数ある他の強みに加えて，「構造化された臨床的判断とリスクアセスメントの臨床的現実との「適合性の良さ」または「方法論と機能の釣り合い」における強み（p.126）という理由から，リスクアセスメントに特に適していると推薦した．例えば，その人物が将来の境遇にどのくらい適応するかを予測する試みは，HCR-20 における前進であった（Webster et al., 1995, 1997; R 項目を参照）．

START は，移り変わっていくクライエントの環境を，評価者が確実に検討するように設計されている．重要なことは，START の項目はすべて動的だということである．これを踏まえて，START は，専門家が人間関係（項目 2），ソーシャルサポート（項目 11），物的資源（項目 12），就労（項目 3），外的誘因（例．小児，武器への接近）などの常に変化する影響を検討することを促す．さらに，評価者は事例独自項目（すなわち，その人物に特有の項目）を含め，特徴的リスク兆候（すなわち，その人物に特有で，自己または他者に対する暴力の再発，切迫またはリスク上昇の予測因子として，信頼性の高い行動または思考）を記録することを求められる．その趣旨は，現在の，また変化する環境が，クライエントにどのように影響するか，関連するリスクを最小化するため，またはクライエントのストレングスを強化するため，あるいはその両方のために，どのような戦略が適用可能かを評価者が検討することである．HCR-20（Webster et al., 1997）と同様に，患者が構造化された環境にいる場合と地域にいる場合について，評価者が検討することを推奨する．この領域における近年の発展（例．McNiel et al., 2003）に伴って，我々は START を通じ，評価者が HCR-20 に含まれていたよりも多くのクリニカルおよびリスクマネジメント変数を考慮するように導き，突発的なリスクのアセスメントおよび治療計画作成に資する情報を提供することを意図している．リスク判定の対象になると想定されている時間枠を考慮することの重要性は，先で扱ってきたとおりである．

時間軸はアセスメントにおける独立した要素であるが，期間はクライエントの状況的リ

スクの評価に相当関係するかもしれない．後で論じるように，評価者は自分のアセスメントがどの時間枠において有効性を維持するか考えたくなるであろう．はっきり言えば，クライエントが地域に，退院する見込みが立ったとき，入院したとき，転棟したとき，あるいはクライエントの法的身分，または治療もしくは観察の計画に何らかの実質的変化があったときに，新たにアセスメントを行うことを我々は推奨する．

STARTのいくつかの項目，例えばクライエントの病識レベル，治療への参加意欲および動機づけなどは，特に文脈に関連する．最後に，評価者は必ず，クライエントのストレングスおよびリスクを重みづけし，同定されたリスクを軽減するために治療チームが実行する戦略を評価するようにすべきである．

## ターゲット

何人かの著者は，可能性の高い暴力のターゲットまたは「行為の対象」を考慮することを推奨してきた（すなわち，自傷または自殺のリスク判断において重要なのと同様である；Jackson, 1997, p.245; Borum & Reddy, 2001; Monahan, 1981）．STARTアセスメントでは，他者に向けられた暴力リスクのアセスメントを除けば，すべての種類の行為の対象は個々のクライエントとなるであろう．我々はここに，STARTアセスメントにおいて，また，これは重要なことであるが，リスクの可能性の伝達共有において，可能性のあるターゲットを含める理由を簡潔に示す．精神保健の専門職の倫理的および法的義務に関するレビューでは，専門家は他者を「保護する」明白な「義務」を有しており，これは法域によって多少変化すると同時に（総説はBorum & Reddy, 2001; Monahan, 1993; Ogloff, 2002を参照），精神保健の専門職はこれを認識しておくよう勧奨されるものであると示唆している．簡潔に言うと，米国の不法行為法（例. *Tarasoff対カリフォルニア大学理事*, 1976）は「この問題を取り扱う大半の法廷は『保護する義務』の不可欠性を受け入れ，そのいくつかはその義務を不特定の被害者を含めるところにさえ拡大した」（Monahan, 1993, p.242）．専門家は「保護する義務は，一言で言えば，ほぼすべての米国の臨床家にとって，また潜在的には臨床研究者にとっても，今や職業生活の現実である」（Appelbaum & Rosenbaum, 1989, Monahan, 1993, p.242 より引用）ことに合意しているようだ（例. Borum & Reddy, 2001; Monahan, 1993）．Ogloff（2002）は，同様の義務がカナダでも課されることを求めている（*Wenden対Trikha*, 1991）．

*Tarasoff*は，（北米以外の）多くのSTARTユーザーにはあまり関係ないだろうと我々は認識しているが，北米においてさえも，多くの法域では警告および保護する義務が限定または却下されてきた．我々はBorumとReddy（2001）の「Tarasoff——法的義務とみなされるかどうかにかかわらず，［それは］我々の見解では不当でも倫理的慣習に背くものでもない」（p.376）という考えに賛成する．事実，職業倫理規定は，精神保健の専門職が

社会を保護する義務を負うことを示唆し，第三者を保護するために守秘義務を解除することを許容している（例．Ogloff 2002; カナダ心理学会，1991, II.36 を参照，*Smith 対 Jones*, 2002 も参照）．先に述べたように，カナダの臨床家は今，*Smith* 対 *Jones* 以来，伝統的な治療者—クライエントの二者関係から，公衆の安全を考慮に含めた三者に対する責任に拡張された法的履行命令の下で臨床を行っている．

　リスクアセスメントのこの側面は，リスクを管理し望ましくない転帰を防止するという，より広い趣旨に由来し，先に論じたように，START 評価の最終目標として唱えられてきたものである（Hart, 1998; Heilbrun, 1997; Monahan & Steadman, 1994）．相当数のエビデンスが，多くの加害者は同じ人物（例．配偶者虐待，児童虐待）または同様のターゲット（例．小児性愛者―小児，憎悪犯罪―特定の民族文化集団）に対して再他害をはたらくことを証明しており，また配偶者虐待といった一部の状況では，繰り返されるエピソードは増加または慢性化する暴力と関連することが見出されてきた（例．Follingstad, Hause, Rutledge, & Polek, 1992）．さらには，加害者の特性は，誰がターゲットになるリスクを有していそうかということに対する洞察を与えることが，研究で実証されている（例．Estroff & Zimmer, 1994; Hiday, Swartz, Swanson, Borum, & Wagner, 1998; Monahan et al., 2001）．この研究は，誰がクライエントの攻撃のターゲットとなりうるかを判断する試みが，ハザードの蓋然性を軽減するための計画を立てるだけでなく，リスクの重大さを評価する上で実りあるアプローチになりうることを示唆している．例示すると，成人の家族に向けた言葉の上での爆発と軽微なかたちでの身体的攻撃（例．平手で打つ，押しやる，つねる）がある患者は，他者に対する彼らのリスク水準だけで，入院治療が妥当とはされないであろう．この事例における計画は，その家族メンバーが患者と会うときは必ずほかの家族メンバーと一緒に会うことや，患者が別の家族メンバーのケアの元へもしくは構造化された環境へ退院したりするよう，調整することを伴うかもしれない．対照的に，同じ行動が子供全般に向けられる（すなわち，特定の1人の子供にのみではない）場合は，入院治療を必要とすることが多いであろう．

## 暴力の動機づけ

　自傷，自殺，暴力，無断退去または物質乱用の行動に出るクライエントの動機づけは，それを吟味することが評価者に突発的なリスクを認知させ，マネジメント戦略に役立つ情報をもたらすかもしれないことが直感的に考えて明白であるにもかかわらず，リスクアセスメント／マネジメント領域において十分に研究されてこなかった．Jackson（1997）は，評価者がそれ自体を問題とするかもしれないリスクアセスメントの一側面として，意図を挙げた．同様に，Cornell, Warren, Hawk, Stafford（1996）ならびに Douglas と Ogloff

(2003) は，反応的攻撃か道具的攻撃かといった動機づけが，それ以上の注視を行うかどうかの理由になると述べている．これがクライエントに関係すると思われる範囲において，評価者がこれについて情報交換することを奨励し，研究者がこの問題をさらに探究することを要請する．

## リスクコミュニケーション

>「リスクについて，説明を受けた上で最良の法的判断を下すことが可能になるのは，暴力リスクが正確にアセスメントされ，判断者が理解できるように伝えられた場合のみである」
>
>*(Monahan et al., 2002, p.121)*

先に述べたように，いかなるリスクアセスメントも，最終目標は危険を防止することである (Hart, 1998; McNiel et al., 2002)．リスクマネジメントの核心にはリスクコミュニケーションがある．リスクのアセスメントおよびマネジメントの有用性は，被害者となる可能性のある者（先述参照），およびリスク水準または望ましくない転帰の蓋然性を低下または消滅させる立場にある専門職（例．病棟スタッフ，保護観察官，刑務所の看守，警官）と共有されない限り意味をなさない．現在，リスクについて専門家が使用する言葉は，かなり多様である．この点は Webster とその同僚 (2003) によっても指摘されている．我々は，START の過程がシームレスなコミュニケーションの活性化を助けるだろうと考えている．

# 9 次のステップ

　この15年間にSPJモデルは多くを成し遂げてきた．そのことはこのSTARTマニュアルの導入部分でも強調してきた．しかしながら，前途にはまだ多くの仕事が待ち受けている：

1. 精神保健領域の新しいツールは，現状よりも一層，純粋に，多職種によるものになる必要がある．特に看護の視点の強調が必要である．（関連する作業療法や，余暇活動や教育の専門職も同様である）．このことは，Trenoweth（2003）も述べている．また，倫理や法律問題の専門家も（開発の）当初から関わるべきであろう（Peter, Lunardi, & Macfarlane, 2004）．
2. 暴力だけでなくそれ以外の有害な転帰に対しても予測力をもつリスク要因を抽出することを考える必要がある．そうしたリスク要因の中には，暴力を予測する要因と共通するものもあるだろうが，異なる要因もあるだろう．
3. 将来的には，暴力の予防要因にさらなる強調がおかれなくてはならない．最近の過去におけるリスク項目の強調が的外れだというわけではない．しかし，メンタルヘルスを向上させる要因に対する考慮がさらに必要である（Loeber, Pardini, Stouthamer-Loeber, & Rain, 2007）．クライエントのストレングスにもっと十分な焦点を当てる必要がある．STARTだけでなく，SAVRY（Borum et al., 2003）やSAPROF（de Vogel, de Ruiter, Bouman, & de Vries Robbe, 2009）もこの方向性を採用している．
4. SPJアプローチの利点は，最初から臨床家と研究者が協働することである（そして理想的には政策，倫理，法律専門家も含まれることが望ましい）．障壁に溢れている研究領域において大規模な統計学に基づくプロジェクトの結果を待つのは，臨床家にとってあまり意味をなさない．たいていの場合，長らく待ち望んだ結果にも，異論が唱えられ，責任もって適用できる範囲については，またしばらくのあいだ分からないということになる．それゆえ，SPJ事業には最初から合意形式を含んだほうがはるかに健全である．何をさておいても，プロジェクトのデザインに影響を与える決定に臨床家は参加する権利がある．なぜなら，その研究で検討されるのは，彼らの能力であることが少なくないからである（Webster & Hucker, 2007, Note 11, p.56）．
5. 本章のポイント17で求めているような，リスクアセスメント手続きに関する大規模

多施設評価だけでなく，小規模な現場の試行報告もまた必要である．なぜなら，究極的には，あるリスクアセスメントが一般的に使用されるのに値するなら，通常は制約された資源しかない現場においても効果的に使用可能でなくてはならないからである．非常に多数の予測変数とそれと同じくらいアウトカム変数も測定し，完全に記入するといった「理想的な」研究を実施するためには，極めて高額の研究費が必要である．こうした研究からの結果が，最終的には説得力のあるものとなっても，これも常にというわけにもいかないが，予算の大幅増加というありえない措置無しには，毎日の業務の中で使用される可能性は低いだろう．Gray ら (2003) や McNiel ら (2003) が述べているように，「自然な」研究について語るべきことは多い．しかしながら，そうだとしても，暴力や暴力に関連したアウトカムを選択するのは，臨床研究者であることが必要不可欠なのだ．先行する章の中で述べたように，我々はOASを修正して自殺や無断退去，不適切な性的行動を含めるように修正し，STARTアウトカムスケールを作成した（SOS; Nicholls et al., 2007）．

6. これまで，SPJ アプローチのほとんどすべては，他者に対する様々なリスクに焦点化されてきた．もしかすると，今は，他の種類の潜在的なリスクについてどのように評価すればよいかを考慮し始めるのに良い時期なのかもしれない．一般精神科においては，自傷や自殺は，重大な問題として際立っている．この領域の研究や実践には，多額の助成が行われてきた．同様に，セルフネグレクトや物質乱用，無断退去リスクや他者からの被害リスクといった要因をより系統的に評価することが利益になるはずである．これらのリスクは，それ自体で非常に重要であるばかりでなく，他害リスクや自傷リスクにつながっていることがしばしばある．

7. 多職種チームがいかにクライエントに悪く作用しうるかについては，少々昔の文献から多くのことがわかっている（例. Pfohl, 1978）．そのようなチームがいかにして，評価される個人や治療のために機能できるかを見つけ出すことからは危害が生じないばかりか，おそらくは利点が大きいと思われる．これは勿論，クライエント自身が自分に大きな影響を与える決定に参加することを保証することを伴っていくだろう（Webster & Hucker, 2007, pp. 93-105 を参照）．

8. 数年前，John Monahan (1984) は，臨床家と研究者に対して，予測変数の定義だけでなく，アウトカム変数の明記にも注意を払うよう呼びかけた．「予測される」変数を測る方法を見つけるか作成しない限り，よく練られたツールであっても，下手をすれば，実際はそのようなことはないのに，「的を外して」いるように受け取られかねないというのである．

9. 定義づけされた予測変数が，クライエントの集合体（つまり，伝統的な標準集団ベースの統計学に基づいた意味での集団）に対して予測力をもつことを示すだけでなく，

この同じ変数が，その個人（つまり個性記述的な意味で）に対して意味があることを示す必要がある．しかしながら，前者のタイプのアプローチのみが科学的であると考える誤った傾向がある．科学的「真実」への接近方法は他にもある．つまり，特定の個人の知覚，感情，行動がいかに時間や状況によって変わるかを強調するやり方である．我々がここで言っているのは，勿論，理路整然とした事例検討のことである（説得力のある「行動分析」アプローチについては，Gresswell & Hollin, 1992 を参照のこと）．SPJ 臨床家がこの側面から出版した仕事はほとんどない（例外は Haggård et al., 2001 を参照のこと）．

10. HCR-20 の C や R 項目，あるいは START にあるような動的変数であっても，いったん項目化され，ツール化されて出版されると，一種の静的な性質を帯びるようになる．Gagliardi, Lovell, Peterson, Jemelka（2004）がそれについて述べているが，いわく，「嬉しくないことに，予測研究において，臨床／動的要因を静的要因と比較するときは，たいていの場合，1 回だけ測定するので，予測方程式の中では，必然的に静的変数と同じように機能せざるを得なくなってしまう」(p.150)[2]．このような理由から，「チェックリスト」アプローチでクライエントの評価をするのは，ひどい仕打ちであると主張する評者がいる（例．Reid, 2003; Webster, Muller-Isberner, & Fransson, 2002）．熟練した臨床家がいかにして重要なリスク要因や保護要因を探しだし，仮説的な状況下でリスク要因と保護要因がどのように組み合わさると想像するのかを研究することが，今や緊急に必要なのである．

　　（これこそが HCR-20 の R 変数を評価で病院や矯正施設「内」か「外」かを考慮するときに必要とされることである．この考え方は，RSVP の中では「場面寸描」として，より念入りに取り扱われている）．それができれば，臨床家は，どうすれば，過度，あるいは不必要な拘束をすることなくリスクを阻止できるかを考慮することができるであろう．

11. 個人あるいは集団の項目得点の経時的な測定と表現には注意を要する（Gagliardi et al., 2004, p.151; Nijman, de Kruyk, & van Nieuwenhulzen, 2004）．データ表現ソフトウェアや関連する技術の最近の発展によって，今や，あるアセスメントから次のアセスメントまでの変化を「見る」のはたやすくなった．このことは，勿論，クライエント自身にも当てはまる．多くのクライエントはそのような変化の表現を動機づけの源として活用できる可能性が高い．

12. SPJ ツールを開発することは比較的容易である．有効性を検証することのほうがはる

---

[2] Walters（2002）が微妙なポイントを指摘している．彼は Edward Lorenz（1979）の初期の仕事を引用し，「初期条件への敏感な依存性」の重要性（Walters, 2002, p.31），言い換えれば「バタフライ効果」について指摘している．Walters の言葉を借りれば「初期条件への敏感な依存性とは，変数間の非線形的で相互作用的な関係性の機能である」．それゆえ，小さな変化は，初期条件への敏感な依存性の原則に基づき，予測される線形の結果を超えてより拡大されうるのだ (p.31)．

かに難しい．まともに実践することは，実際とても難しく，資源が余分に必要になる（このトピックについては，包括マニュアルの該当する章を参照のこと）．実践上の課題についてのデータはあまり存在しないが，現行の伝統的な教授法では大した効果をもたない．こうした努力では，典型的には，遠方の同僚に依頼して，そのトピックについての1，2日のワークショップを開いてもらうことになる．このようなトレーニングは参加者の一部にとっては啓発的かもしれないし，トレーニングの前後で知識が増えることは示せる可能性があるが，結果としてどの程度，日常臨床に取り入れが起こるかは分かっていない．確実に言えるのは，現場の法的・臨床的基準に不慣れな全くの「部外者」によるそのようなワークショップを開く習慣の効果のほどは疑わしいだろうということだ．そのような場合，最低限，（その部外者と）協働する「内側の専門家」の存在が必要である．今やいくつかのSPJツールは学ぶに値するレベルにまで達したので，願わくは，次の10年の間には，簡単に使えるインタラクティブなウェブ・テクノロジーの使用にもっと注意が向けられるとよいだろう．そうすれば，同僚諸氏は，自分のオフィスにいながらにして，もっと確実によりよく経験を積むことができるようになるだろう．

13. このツールを使ったいくらかの「実践的な」トレーニングが必要だと考えるものの，多様な職種がアセスメントや介入について同じようなものの見方ができるようになるために援助することの難しさは軽視できない．これは一部には，一般精神保健や司法精神医療，そして矯正領域で役に立つためには，どのようなツールも障害の不均質性を考慮する必要があるだけでなく，2種類の攻撃性・暴力（対自，対他人）に対処できなくてはならないからである．さらに，ツールは，入院処遇，地域処遇にわたってある程度，適用可能で持続可能でなくてはならない．STARTがこの5年間を経て「安定化」した今や，この基本ガイドを補完するための事例とその他の資料を開発することに熱心な関心を向けなくてはならないだろう．

14. STARTが試みているように，統合的・協働的で，いくつかの領域（自他に対する暴力，自傷，他者からの被害に遭うこと，無断退去，物質使用）にまたがるリスクアセスメントとリスクマネジメントの領域はまだ開発途上であり，萌芽期にあることを著者たちは認識している．本章では，この領域についてのそれなりに包括的な概観を示すことを試みたが，多くの知見が社会的・生物学的研究から明らかになってきており，これらをリスク行動に関する明解な理論へとさらに統合していく必要がある．

15. HCR-20コンパニオンガイド（Douglas et al., 2001）のような，項目別の行動志向的なコンパニオンガイドの出版には明らかな利点があるが，疾患マネジメントとリカバリーについてはまだ多くを学ばなくてはならない段階にある．内容としては心理教育，行動形成や再発予防（Mueser et al., 2002）が強調されることになるだろう．潜在的に有用

なSPJモデルが，DouglasとKropp（2002）から提案されている．

16. STARTの開発と洗練のための次のステップは明確である．それは，多様な職種，現場，国における同僚へのコンサルテーションプロセスを確立することである．コンサルテーションネットワークがいかに生まれ，消えていくかについては多くの情報がある．しかし，その中で，リスクアセスメントとマネジメントの領域に適用された情報はほとんどない（Haque et al., 2008; Lewis, 2004; Lewis & Webster, 2004）．

17. STARTの開発，洗練，有効性検証のさらなるステップは，多施設共同研究，それも望ましくは外部資金からの大規模な助成によるものであろう．合衆国内3カ所で実施したマッカーサー研究（Monahan et al., 2001）や，4カ国で行った一般精神科と司法精神科の「アフターケア」プロジェクト（Hodgins et al., 2007）を参考にすることができるであろう．

18. SPJトライアル計画を考案した以上，著者らは，当然のことながら，その信頼性と妥当性を示すプレッシャーにさらされている．そのためには，ルーチンとして地元の再犯データを入手できなくてはならない．ワシントン州で釈放された触法精神障害者の研究によれば，精神障害を抱えた者は，精神障害のない対照群と再犯リスクが同等だった（Gagliardi et al., 2004）．この研究の著者らは，HCR-20，LSI-R，そしてSVR-20の項目の中には，「単に触法精神障害者に対する不公平な偏見を助長するだけでなく」，それどころか「予測の正確性を下げる（p.149）」かもしれない項目があると主張している．現場レベルでどのような実施がされているかの情報が必要であり，適宜，フォローアップから得られた知見に基づいた修正が必要であろう．

19. 本一冊ほどの厚さのMonahan（1981）の「ガイド」に臨床家や研究者が気づき，理解するようになるまでに10年以上の歳月を要した．その後，SPJアプローチを集中的に経験する10年が続いた．これは，一部にはSARAやHCR-20の出版が促進的に働いた．この時期には多くのことが起こった．今日では，この領域の代表的な専門誌を手にとって，オッズ比やROCや回帰分析の形で提示されている新しいデータが見つからないことは稀である．一つのツールを別のツールとリスク競馬のごとく比較し，一つのツールが勝者となる（ことによると有意ですらない鼻差によって）というような試みですら，それ自体の有用性をもっている．なぜなら活気づくからだ．少なくとも競争があり，臨床，研究，法律，政策が一緒になって取り組む題材があるのだ．しかし，これからの10年は，前に突き進むだけでなく，科学者としての用心深さをもって，ツールが最初に開発されたときにわかっていると思っていた知識に疑問を呈するようでなければならないということに，思慮深い精神保健および司法領域の同僚たちは，きっと同意してくれるであろう．こうしたガイドが判断ガイドとして効果的で，クライエントにとって公正であるためには，科学的文献の詳細な検討，臨床経験

の向上，文化・社会・消費者の変わりゆく期待にあわせて，定期的に綿密な修正をしていくことが必要なことがわかっている．もっと具体的に述べるなら，HCR-20 の H6 が，現在の枠組みのままでよいと確信し続けることができるだろうか，ということだ (Gagliardi et al., 2004, p.149 参照)[3] (訳者注：HCR-20 第 2 版の H6 は，「主要精神疾患」)．

20. この数年の間に，リスクアセスメントとリスクマネジメントについての研究から多くの知見が得られた．リスク要因を仮定し，その存在を検証することによって，精神保健，矯正，および司法精神科の専門家は，個別的だけでなく，より俯瞰した視点で考えることを余儀なくされる．個別のケースにおいて物的資源が評価可能で重要な要因であることを突き止めた後には，例えばホームレス問題のようなより広い社会的文脈について考えることから逃れることは難しい．Mossman と Perlin (1992) が精神保健専門家に「ホームレス人口の中で，重篤な精神障害をもっているのは少数にすぎない (p.955)」ことを思い出させてくれたのは，必要な仕事だった．Monahan と同僚ら (2001) も，世の中で思われているほど（思わされているほど），精神疾患と暴力は強く関連していないことにもっと注目を集めるという課題を我々が抱えていることを，うまく強調してくれた (2001; Stuart, 2003 も参照のこと)．今や我々は，臨床家として，研究者として，管理者として，ゆっくりとであるが，系統的な研究を通して，共通の言語と視点をつくり始めており，ほぼ新しい時代，公共教育の時代へ駆り立てられているのに気づくのである．

---

[3] 私たちは，勿論，現時点で H6 を HCR-20 から削除すべきだと主張しているわけではない．単に，HCR-20 が第 3 版になろうとしている今，H6 を項目として継続するにあたっては，その内容の組み立てを再考する必要があるかもしれないということである（訳者注：HCR-20 第 3 版は 2013 年に発表された）．

# 参考文献

Alexander, A. H. O., & Webster, C. D. (2004). General instruments for risk assessment. *Current Opinion in Psychiatry, 17,* 401-405.

Almvik, R., & Woods, P. (2003). Short-term risk prediction: The Bröset Violence Checklist. *Journal of Psychiatric and Mental Health Nursing, 10,* 231-238.

American Psychiatric Association (2000). *Diagnostic and Statistical Manual IV- Text Revision (DSM-IV-TR).* Washington, DC: Author.

American Psychiatric Association (2003). *Practice guideline for the assessment and treatment of patients with suicidal behaviors.* Washington, DC: Author.

Andrews, D. A. (1995). *Review of the LSI project.* Toronto, Canada: Ontario Ministry of the Solicitor General and Correctional Services.

Andrews, D. A., & Bonta, J. L. (1995). *The Level of Service Inventory -Revised (LSI-R).* Toronto, Canada: Multi-Health Systems.

Andrews, D. A., & Bonta, J. L. (1998). *The psychology of criminal conduct* (2nd ed.). Cincinnati, OH: Anderson.

Appelbaum, P. S., Robbins, P. C., & Monahan, J. (2000). Violence and delusions: Data from the MacArthur Violence Risk Assessment Study. *American Journal of Psychiatry, 157,* 566-572.

Atkinson, S. A., & Ward, W. E. (2001). Clinical nutrition: 2. The role of nutrition in the prevention and treatment of adult osteoporosis. *Canadian Medical Assodation Journal, 165,* 1511-1514.

Auchus, M. P., & Kaslow, N. J. (1994). Weight lifting therapy: A preliminary report. *Psychosocial Rehabilitation Journal, 18,* 99-102.

Augimeri, L. K., Koegl, C. J., Webster, C. D., & Levine, K. S. (2001). *Early Assessment Risk List for Boys (EARL-20B)*, Version 2. Toronto, Canada: Earlscourt Child and Family Centre (now Child Development Institute).

Baker, R., & Hall, J. (1984). *REHAB: Rehabilitation Evaluation Hall and Baker.* Aberdeen: Vine Publishing Ltd.

Baker, R., & Hall, J. N. (1988). REHAB: A new assessment instrument for chronic psychiatric patients. *Schizophrenia Bulletin, 14,* 97-110.

Bandura, A. (1973). *Aggression: A social learning analysis.* Englewood Cliffs, NJ: Prentice-Hall.

Banks, B., Charleston, S., Grossi, T., & Mank, D. (2001). Workplace supports, job performance and Integration outcomes for people with psychiatric disabilities. *Psychiatric Rehabilitation Journal, 24,* 389-396.

Barrett, E. S. (1994). Impulsivity and aggression. In J. Monahan &. H. J. Steadman (Eds.), *Violence and mental disorder: Developments in risk assessment* (pp.61-79). Chicago: University of Chicago Press.

Bartels, S. J., Drake, R. E., & Wallach, M. A. (1995). Longterm course of substance use disorders among patients with severe mental illness. *Psychiatric Services, 46,* 248-251.

Bartels, S. J., Drake, R. E., Wallach, M. A., & Freeman, D. H. (1991). Characteristic hostility in schizophrenic outpatients. *Schizophrenia Bulletin, 17,* 163-171.

Beauford, J. E., McNiel, D. E., & Binder, R. L. (1997). Utility of the initial therapeutic alliance in evaluating psychiatric patients' risk of violence. *American Journal of Psychiatry, 154,* 1272-1276.

Beck, A. T. (1999). *Prisoners of hate: The cognitive basis of anger, hostility and violence.* New

York: Harper Collins.

Beck, A. T., Weissman, A., Lester, D., & Trexler, L. (1974). The measurement of pessimism: The hopelessness scale. *Journal of Clinical Psychology, 42*, 861-865.

Beels, C.C., Gutwirth, L., Berkeley, J., &. Struening, E. (1984). Measurement of social support in schizophrenia. *Schizophrenia Bulletin, 10*, 399-411.

Bizub, A. L., Joy, A., & Davidson, L. (2003). "It's like being in another world" : Demonstrating the benefits of therapeutic horseback riding for individuals with psychiatric disability. *Psychiatric Rehabilitation Journal, 26*, 377-384.

Bjørkly, S. (2000). High-risk factors for violence: Emerging evidence and its relevance to effective treatment and prevention of violence on psychiatric wards. In S. Hodgins (Ed.) , *Violence among the mentally ill: Effective treatments and management strategies* (pp. 237-250). Dordrecht: Kluwer.

Blackburn, R. (1983). Are personality disorders treatable? *Issues In Criminological & Legal Psychology, 4*, 23-36.

Blackorby, J., & Wagner, M. (1996). Longitudinal postschool outcomes of youth with disabilities: Findings from the National Longitudinal Transition Study. *Exceptional Children, 62*, 399-413.

Bloom, H., Webster, C. D., Hucker, S. J., & De Freitas, K. (2005). The Canadian contribution to violence risk assessment: History and implications for current psychiatric practice. *Canadian Journal of Psychiatry, 50*, 3-11.

Blumenthal, S. J., & Lavender, T. (2000). *Violence and mental disorder: A critical aid to the assessment and management of risk*. London: Jessica Kingsley.

Boer, D. P., Hart, S. D., Kropp, P. R., & Webster, C. D. (1997). *Manual for the Sexual Violence Risk-20: Professional guidelines for assessing risk of sexual violence.* Vancouver, Canada: British Columbia Institute Against Family Violence.

Boles, S. M., &. Miotto, K. (2003). Substance abuse and violence: A review of the literature. *Aggression and Violent Behavior, 8*, 155-174.

Bonner, R. L. (1992). Isolation, seclusion, and psychosocial vulnerability as risk factors for suicides behind bars. In R. W. Maris, A. L. Berman, J. T. Maltsberger, & R. I. Yufit (Eds.) , *Assessment and prediction of suicide* (pp.398-419). New York: Guilford Press.

Bonta, J., Law, M., & Hanson, K. (1998). The prediction of criminal and violet recidivism among mentally disordered offenders: A meta-analysis. *Psychological Bulletin, 123*, 123-142.

Borum, R. (1996). Improving the clinical practice of violence risk assessment: Technology, guidelines, and training. *American Psychologist, 51*, 945-956.

Borum, R., Bartel, P., & Forth, A. (2003). *Manual for the Structured Assessment of Violence Risk in Youth (SAVRY)* , Version 1.1. Tampa, FL: University of South Florida, Louis de Ia Parte Florida Mental Health Institute.

Borum, R., & Reddy, M. (2001). Assessing violence risk in Tarasoff situations: A fact-based model of inquiry. *Behavioral Sciences and the Law, 19*, 375-385.

Borum, R., Swanson, J. W., Swartz, M. S., & Hiday, V. A. (1997). Substance abuse, violent behavior and police encounters among persons with severe mental disorders. *Journal of Contemporary Criminal Justice, 13*, 236-249.

Bouch, J., & Marshall, J. J. (2003). *S-RAMM: Suicide Risk Assessment and Management Manual (research edition)*. Glamorgan, Wales: The Cognitive Centre Foundation.

Brekke, J. S., Prindle, C., Bae, S. W., & Long, J. D. (2001). Risks for Individuals with schizophrenia who are living in the community. *Psychiatric Services, 52*, 1358-1366.

Briere, J., & Gil, E. (1998). Self-mutilation in clinical and general population samples: Prevalence, correlates, and functions. *American Journal of Orthopsychiatry, 68,* 609-620.

Brink, J., & Livingston, J. (2004). Preliminary research: Testing the utility and acceptability of the START (a precursor to the START). In C. D. Webster, M.-L. Martin, J. Brink, T. L. Nicholls, &.C. Middleton, Manual for the Short-Term Assessment of Risk and Treatability (START), Version 1.0 Consultation Edition (pp.87- 95). Hamilton, Canada: St. Joseph's Healthcare; Port Coquitlam, Canada: Forensic Psychiatric Services Commission.

Brown, G. K., Beck, A. T., Steer, R. A., & Grisham, J. R. (2000). Risk factors for suicide In psychiatric outpatients: A 20-year prospective study. *Journal of Consulting and Clinical Psychology, 68,* 371-377.

Brown, M. Z., Comtois, K. A., & Linehan, M. M. (2002). Reasons for suicide attempts and nonsuicidal self-Injury in women with borderline personality disorder. *Journal of Abnormal Psychology, 111,* 198-202.

Brugman, T., & Ferguson, S. (2002). Physical exercise and improvements in mental health. *Journal of Psychosodal Nursing, 40,* 24-31.

Brunette, M. F., Noordsy, D. L., Xie, H., & Drake, R. E. (2003). Benzodiazepine use and abuse among patients with severe mental Illness and co-occurring substance use disorders. *Psychiatric Services, 54,* 1395-1401.

Buss, A. H., & Durkee, A. (1957). An inventory for assessing different kinds of hostility. *Journal of Consulting Psychology, 21,* 343-349.

Canadian Psychological Association. (1991). *Canadian code of ethics for psychologists.* Ottawa, Canada: Author.

Casillas, A., & Clark, L. A. (2002). Dependency, impulsivity, and selfharm: Traits hypothesized to underlie the association between cluster B personality and substance use disorders. *Journal of Personality Disorders, 16,* 424-436.

Casper, E. S., & Regan, J. R. (1993). Reasons for admission among six profile subgroups of recidivists of Inpatient services. *Canadian Journal of Psychiatry, 38,* 657-661.

Cheung, P., Schweitzer, I., Crowley, K., & Tuckwell, V. (1997). Violence In schizophrenia: Role of hallucinations and delusions. *Schizophrenia Research, 26,* 181-190.

Chitsabesan, P., Harrington, R., & Harrington, V. (2003). Predicting repeat self-harm in children: How accurate can we expect to be? *European Child & Adolescent Psychiatry, 12,* 23-29.

Coccaro, E. F. (1995, Jan-Feb.). The biology of aggression. *Scientific American,* 38-47.

Cochrane-Brink, D. P., Lofchy, J. S., & Sakinofsky, I. (2000). Clinical rating scales in suicide risk assessment. *General Hospital Psychiatry, 22,* 445-451.

Collins, M. J., Desmarais, S. L., Nicholls, T. L., & Brink, J. (2008, July). The Short-Term Assessment of Risk and Treatability (START) : Evaluating perceived utility and user satisfaction In clinical practice. Poster presented at the meetings of the International Association of Forensic Mental Health Services, Austria, Vienna.

Connor, K. R., Duberstein, P. R., Conwell, Y., & Caine, E. D. (2003). Reactive aggression and suicide: Theory and evidence. *Aggression and Violent Behavior, 8,* 413-432.

Conacher, G. N. (1997). Pharmacological approaches to impulsive and aggressive behavior. In C. D. Webster, & M. A. Jackson (Eds.), *Impulsivity: Theory, assessment, and treatment* (pp. 394-408). New York: Guilford Press.

*Concise Oxford Dictionary* (9th ed.). (1995). Oxford: Oxford University Press.

Cornell, D. G., Warren, J., Hawk, G., & Stafford, E. D. (1996). Psychopathy in instrumental and reactive violent offenders. *Journal of Consulting and Clinical Psychology, 64,* 783-790.

Craig, T. J. (1982). An epidemiologic study of problems associated with violence among psychiatric inpatients. *American Journal of Psychiatry, 139,* 1262-1266.

Crawford, N. (2008, July). *The implementation of a new approach to clinical risk assessment and management in a medium secure unity using the Short-Term Assessment of Risk and Treatability (START).* Paper presentation at the meetings of the International Association of Forensic Mental Health Services, Austria, Vienna.

Crawford, T., Geraghty, W., Street, K., & Simonoff, S. (2003). Staff knowledge and attitudes towards deliberate self-harm in adolescents. *Journal of Adolescence, 26,* 623-633.

Crocker, A. G., Garcia, A., Israël, M., Hindle, Y., Gagnon, D., Venegas, C., et al. (n.d.). *Implementing and using a systematic risk assessment scheme to increase patient safety on a risk management unit for individuals with severe mental illness: A demonstration project.* Edmonton, Canada: Canadian Patient Safety Institute. Retrieved December 2, 2008 from http://www.patientsafetyinstitute.ca/uploadedFiles/Research/Final%20Report(6).pdf

Daly, M., Wilson, M., & Vasdev, S. (2001). Income inequality and homicide rates in Canada and the United States. *Canadian Journal of Criminology, 43,* 219-236.

David, A. S. (1990). Insight and psychosis. *British Journal of Psychiatry, 156,* 798-808.

David, A. S. (2008). Insight - 100 words. *British Journal of Psychiatry, 192,* 58.

Davis, D. A., & Taylor-Vaisey, A. (1997). Translating guidelines into practice: A systematic review of theoretic concepts, practical experience and research evidence in the adoption of clinical practice guidelines. *Canadian Medical Association Journal, 157,* 408-416.

De Hert, M., Mckenzie, K., & Peuskens, J. (2001). Risk factors for suicide in young people suffering from schizophrenia: A longterm follow-up study. *Schizophrenia Research, 47,* 127-134.

Dempster, R. J. (2004). Issues in the assessment, communication, and management of risk for violence. In W. O'Donahue & E. Levensky (Eds.), *Handbook of forensic psychology: Research for mental health and legal professionals* (pp.103-127). Amsterdam, the Netherlands: Elsevier Academic Press.

Denenberg, R. V., & Braverman, M. (1999). *The violence-prone workplace: A new approach to dealing with hostile, threatening, and uncivil behavior.* Ithaca, NY: Cornell University Press.

Desmarais, S. L, Hucker, S., Brink, J., & De Freitas, K. (2008). A Canadian example of insanity defence reform: Accused found not criminally responsible before and after the *Winko* decision. *International Journal of Forensic Mental Health, 7,* 1-14.

Desmarais, S. L., Nicholls, T. L., & Brink, J. (2007, June). *User satisfaction and predictive validity of file-based short-term assessments of risks: Comparisons with treatment team assessments.* Paper presented at the meetings of the International Association of Forensic Mental Health Services, Montreal, Canada.

Desmarais, s. L., Nicholls, T. L, & Brink. J. (2008, July). P*sychometric properties of the START in practice: Increasing the ecological validity of risk assessment research.* Paper presented at the meetings of the International Association of Forensic Mental Health Services, Austria, Vienna.

Desmarais, S. L, Nicholls, T. L., Brink, J., & Read, J. D. (2006, June). *The association between confidence and accuracy in short-term assessments of risk in a Canadian sample of forensic psychiatric patients.* Paper presented at the annual meeting of the International Association of Forensic Mental Health Services, Amsterdam, the Netherlands.

Desmarais, S. L., Webster, C. D., Martin, M.-L., Dassinger, C., Brink, J., & Nicholls, T. L. (2007). *Short-Term Assessment of Risk and Treatability (START): Instructors' guide and workbook*

(Version 2). Port Coquitlam, Canada: Forensic Psychiatric Services Commission.

de Vogel, V., de Ruiter, C., Bouman, Y., & de Vries Robbé, M. (2009). *SAPROF. Guidelines for the assessment of protective factors for violence risk* (English Version). Utrecht, the Netherlands: Forum Educatief.

de Vries Robbé, M., de Vogel, V., & de Spa, E. (2008, July). *The SAPROF: An instrument for the Structured Assessment of PROtective Factors for violence risk.* Paper presented at the meetings of the International Association of Forensic Mental Health Services, Austria, Vienna.

Dickman, S. J. (1993). Impulsivity and information processing. In W. G. McCown, J. L. Johnson, & M. B. Shure (Eds.), *The impulsive client: Theory, research, and treatment* (pp.151-184). Washington, DC: American Psychological Association.

DiMatteo, M. R., Lepper, H. S., & Croghan, T. W. (2000). Depression is a risk factor for noncompliance with medical treatment: metaanalysis of the effects of anxiety and depression on patient adherence. *Archives of Internal Medicine, 160,* 2101-2107.

Dittmann, J., & Schuttler, R. (1990). Disease consciousness and coping strategies of patients with schizophrenic psychosis. *Acta Psychiatrica Scandinavica, 82,* 318-322.

Dodge, K. A., & Crick, N. R. (1990). Social Information-processing bases of aggressive behavior in children. *Personality and Social Psychology Bulletin, 16,* 8-22.

Douglas, K. S., Guy, L. S., Reeves, K. A., & Weir, J. (2008). *HCR-20 violence risk assessment scheme: Overview and annotated bibliography.* Retrieved February 24, 2009, from http://kdouglas.wordpress.com/hcr-20/hcr-20

Douglas, K. S., & Kropp, R. P. (2002). A prevention-based paradigm for violence risk assessment: Clinical and research application. *Criminal Justice and Behavior, 29,* 617-658.

Douglas, K. S., & Ogloff, J. R. P. (2003). Evaluation of a model of violence risk assessment among forensic psychiatric patients. *Psychiatric Services, 54,* 1372-1379.

Douglas, K. S., Ogloff, J. R. P., Nicholls, T. L., & Grant, I. (1999). Assessing the risk of violence in psychiatric outpatients: The predictive validity of the HCR-20 risk scheme. *Journal of Consulting and Clinical Psychology, 67,* 917-930.

Douglas, K. S., & Webster, C. D. (1999). Predicting violence in mentally and personality disordered individuals. In R. Roesch, S. D. Hart, & J. R. P. Ogloff (Eds.), *Psychology and law: The state of the discipline* (pp.176-239). New York: Kluwer Academic.

Douglas, K. S., Webster, C. D., Hart, S. D., Eaves, D., & Ogloff, J. R. P. (Eds.). (2001). HCR-20 violence risk management companion guide. Burnaby, Canada: Mental Health, Law and Policy Institute, Simon Fraser University.

Doyle, M., Lewis, G., & Brisbane, M. (2008). Implementing the ShortTerm Assessment of Risk and Treatability in a forensic mental health service. *Psychiatric Bulletin, 32,* 406-408.

Durlak, J. A. (1998). Practicalities: Common risk and protective factors in successful prevention programs. *American Journal of Orthopsychiatry, 68,* 512-520.

Dvoskln, J. A., & Heilbrun, K. (2001). Risk assessment and release decision-making: Toward resolving the great debate. *The Journal of the American Academy of Psychiatry and the Law, 29,* 6-10.

Eaves, D., Douglas, K. S., Webster, C. D., Ogloff, J. R. P., & Hart, S. D. (2000). *Dangerous and long-term offenders: An assessment guide.* Burnaby, Canada: Mental Health, Law and Policy Institute, Simon Fraser University.

Ehmann, A. F., Goldberg, R., Dixon, L. B., McNary, S., Postrado, L., Hackman, A., et al. (2002). Improving employment outcomes for persons with severe mental illness. *Archives of General*

*Psychiatry, 59,* 165-172.

Ehmann, T. S., Higgs, E., Smith, G. N., Au, T., Altman, S., Lloyd, D., et al. (1995). Routine assessment of patient progress: A multiformat, change-sensitive nurses' instrument for assessing psychotic patients. *Comprehensive Psychiatry, 36,* 289-295.

Ehmann, T. S., Smith, G. N., Yamamoto, A., McCarthy, N., Ross, D., Au, T., et al. (2001). Violence in treatment resistant psychiatric patients. *Journal of Nervous and Mental Disease, 189,* 716-721.

Elbogen, E. B., Swanson, J. W., Swartz, M., & Wagner, H. (2003). Characteristics of third-party money management for persons with psychiatric disabilities. *Psychiatric Services, 54,* 1136-1141.

Epstein, H. J. (1993). Providing outpatient services to criminal procedure law patients: the clinician's perspective. *Psychiatric Quarterly, 64,* 295-302.

Eronen, M., Angermeyer, M. C., & Schulze, B. (1998). The psychiatric epidemiology of violent behaviour. Social Psychiatry and Psychiatric Epidemiology, 33, S13-S23.

Estroff, S. E., & Zimmer, C. (1994). Social networks, social support, and violence among persons with severe, persistent mental illness. In J. Monahan & H. Steadman (Eds.), *Violence and mental disorder: Developments in risk assessment* (pp. 259-295). Chicago: University of Chicago Press.

Evans, G. W. (2004). The environment of childhood poverty. *American Psychologist, 59,* 77-92.

Eynan, R., Langley, J., Tolomiczenko, G., Rhodes, A. E., Links, P., Wasylanki, D., et al. (2002). The association between homelessness and suicidal behaviors: Results of a crosssectional survey. *Suicide and Life-Threatening Behavior, 32,* 418-427.

Falkowski, J., Watts, V., Faldowski, W., & Dean, T. (1990). Patients leaving hospital without the knowledge or permission of staffAbsconding. *British Journal of Psychiatry, 156,* 488-490.

Farkas, M., Gagne, C., Anthony, W., & Chamberlain, J. (2005). Implementing recovery oriented based programs: identifying the critical dimensions. *Community Mental Health Journal, 41,* 141-158.

Feinstein, R., & Plutchik, R. (1990). Violence and suicide risk assessment in the psychiatric emergency room. *Comprehensive Psychiatry, 31,* 337-343.

Fenton, W. S., Blyler, C. R., & Heinssen, R. K. (1997) Determinant of medication compliance in schizophrenia: Empirical and clinical findings. *Schizophrenia Bulletin, 23,* 637-651.

Ferrier, B. M., Woodward, C. A., Cohen, M., & Williams, A. P. (1996). Clinical practice guidelines: New-to-practice family physicians' attitudes. *Canadian Family Physician, 42,* 463-468.

Fleck, D., Thompson, C. L., & Narroway, L. (2001). Implementation of the problem solving skills training programme in a medium secure unit. *Criminal Behaviour and Mental Health, 11,* 262-272.

Fluttert, F., Van Meijel, Webster, C. D., Nijman, H., Bartels, A., & Grypdock, M. (2008). Risk management by early recognition of warning signs in patients in forensic psychiatric care. *Archives of Psychiatric Nursing, 22,* 208-216.

Follingstad, D. R., Hause, E. S., Rutledge, L. L., & Polek, D. S. (1992). Effects of battered women's responses on later abuse patterns. *Violence & Victims, 7,* 109-128.

Fransson, G. (2000). Effective treatment strategies for preventing violence on psychiatric wards. In S. Hodgins (Ed.), *Violence among the mentally ill: Effective treatment and management strategies* (pp.277-288). Dordrecht, the Netherlands: Kluwer Academic.

Friedman, A. S. (1998). Substance use/abuse as a predictor to illegal and violent behavior: A review of the relevant literature. *Aggression and Violent Behavior, 3,* 339-355.

Fruzzetti, A. E., & Levensky, E. R. (2000). Dialectical behaviour therapy for domestic violence: Rationale and procedures. *Cognitive and Behavioural Practice, 7,* 435-447.

Gadon, L., Johnstone, L., & Cooke, D. (2006). Situational variables and institutional violence: A systematic review of the literature. *Clinical Psychology Reviews, 26,* 515-534.

Gagliardi, G. J., Lovell, D., Peterson, P. D., & Jemelka, R. (2004). Forecasting recidivism in mentally ill offenders released from prison. *Law and Human Behavior, 28,* 133-155.

Garbarino, J. (1999). The effects of community violence on children. In L. Balter & C. S. Tamis-Le Monda (Eds.), *Child psychology: A Handbook of contemporary issues* (pp.412-425). New York: Psychology Press.

Gendreau, P., Goggin, C. E., & Law, M. A. (1997). Predicting prison misconducts. *Criminal Justice and Behavior, 24,* 414-431.

Gendreau, P., Little, T., & Goggin, C. (1996). A meta-analysis of the predictors of adult offender recidivism: What works! *Criminology, 34,* 401-433.

Girard, L., & Wormith, J. S. (2004). The predictive validity of the Level of Service Inventory — Ontario revision on violent recidivism among various offender groups. *Criminal Justice and Behavior, 31,* 150-181.

Goggin, C., Gendreau, P., & Gray, G. (1998). Case need domain: Associates and social interaction. *Forum on Corrections Research, 10,* 24-27.

Goldberg, R. W., Green-Paden, L. D., Ehmann, A. F., & Gold, J. M. (2001). Correlates of insight in serious mental illness. *The Journal of Nervous and Mental Disease, 189,* 137-145.

Goldberg, R. W., Rollins, A. L., & Ehmann, A. F. (2003). Social network correlates among people with psychiatric disabilities. *Psychiatric Rehabilitation Journal, 26,* 393-402.

Goldsmith, S. J., Fyer, M. R., & Frances, A. J. (1990). Personality and suicide. In S. J. Blumenthal & D. J. Kupfer (Eds.), *Suicide over the life cycle: Risk factors, assessment, and treatment of suicidal patients* (pp. 155-176). Washington, DC: American Psychiatric Association.

Goodman, L A., Salyers, M. P., Mueser, K. T., Rosenberg, S. D., Swartz, M., Essock, S. M., et al. (2001). Recent victimization in women and men with severe mental illness: Prevalence and correlates. *Journal of Traumatic Stress, 14,* 615-632.

Gough, K., & Hawkins, A. (2000). Staff attitudes to self-harm and Its management in a forensic psychiatric service. *British Journal of Forensic Practice, 2,* 22-28.

Grann, M., Haggård, U. L, Hiscoke, K., Sutridsson, K., Lövström, L., Siverson, E., et al. (2000). *The SORM manual.* Stockholm, Sweden: Karolinska Institute.

Grann, M., Sturidsson, K., Haggård -Grann, A., Hiscoke, U. L, Aim, P. O., Dernevik, M., et al. (2005). Methodological development: Structured outcome assessment and community risk monitoring (SORM). *International Journal of Law and Psychiatry 28,* 442-446.

Gray, N. S., Hill, C., McGleish, A., Timmons, D., MacCulloch, M. J., & Snowden, R. J. (2003). Prediction of violence and self-harm in mentally disordered offenders: A prospective study of the efficacy of HCR-20, PCL-R, and psychiatric symptomatology. *Journal of Consulting and Clinical Psychology, 71,* 443-451.

Gresswell, D. M., & Hollin, C. R. (1992). Towards a new methodology for making senses of case material: An Illustrative case example involving attempted multiple murder. *Criminal Behaviour and Mental Health, 2,* 329-341.

Gunstone, S. (2003). Risk assessment and management of patients with self-neglect: a "grey area" for mental health workers. Journal of Psychiatric and Mental Health Nursing, 10, 287-296.

Haggård, U., Gumpert, C. H., & Grann, M. (2001). Against all odds: A qualitative follow-up study of high-risk violent offenders who were not reconvicted. *Journal of Interpersonal Violence, 16*, 1048-1065.

Haines, J., & Williams, C. (1997). Coping and problem-solving of selfmutilators. *Journal of Clinical Psychology, 53*, 177-186.

Hamilton, N. G., Ponzoha, C. A., Cutler, D. I., & Weigel, R. M. (1989). Social networks and negative versus positive symptoms of schizophrenia. *Schizophrenia Bulletin, 15*, 635-633.

Hanson, K. (1997). *The development of a brief actuarial scale for sexual offense recidivism*. Ottawa, Canada: Public Works and Government Services Canada.

Hanson, K., & Thornton, D. (1999). *Static 99: Improving actuarial risk-assessments for sex-offenders*. Ottawa, Canada: Department of the Solicitor General.

Hansson, L., Middelboe, T., Sorgaard, K. W., Bengtsson-Tops, A., Bjarnason, O., Merinder, L., et al. (2002). Living situation, subjective quality of life and social network among individuals with schizophrenia living in community settings. *Acta Psychiatrica Scandinavica, 105*, 343-350.

Haque, Q., Cree, A., Webster, C., & Hasnie, B. (2008). Best practices in managing risk — Some suggestions about implementation. *British Journal of Psychiatry, 32*, 403-405.

Hare, R. D. (2003). *Hare Psychopathy Checklist-Revised (2nd edition)*. Toronto, Canada: Multi-Health Systems.

Harris, E. C., & Barraclough, B. (1997). Suicide as an outcome for mental disorders: A meta-analysis. *British Journal of Psychiatry, 170*, 205-228.

Hart, S. D. (1998). The role of psychopathy in assessing risk for violence: Conceptual and methodological issues. *Legal and Criminological Psychology, 3*, 121-137.

Hart, S. D. (2001). Forensic issues. In W. J. Livesly (Ed.), *Handbook of personality disorders: Theory, research, and treatment* (pp.555-569). New York: Guilford Press.

Hart, S. D., Cox, D. N., & Hare, R. D. (1995). *The Hare Psychopathy Checklist: Screening Version (PCL: SV)*. Toronto, Canada: MultiHealth Systems.

Hart, S. D., Kropp, P. R., & Laws, D. (2003). *The Risk for Sexual Violence Protocol*. Burnaby, Canada: Mental Health, Law and Policy Institute, Simon Fraser University.

Haslam, D. R. S., Gardner, D. M., & Oluboka, T. (1999). Re: Canadian Clinical Practice Guidelines for the Treatment of Schizophrenia. *Canadian Journal of Psychiatry, 44*, 390-391.

Hawton, K., Fagg, J., Simkin, S., Bale, E., & Bond, A. (1997). Trends in deliberate self-harm in Oxford, 1985-1995. Implications for clinical services and the prevention of suicide. *British Journal of Psychiatry, 171*, 556-560.

Haycock, J. (1989). Manipulation and suicide attempts in jails and prisons. *Psychiatric Quarterly, 60*, 85-98.

Haycock, J. (1992). Listening to "attention seekers": The clinical management of people threatening suicide. *Jail Suicide Update, 4*, 8-11.

Hayes, L. M. (1989). National study of jail suicides: Seven years later. *Psychiatric Quarterly, 60*, 7-29.

Hayward, R. S. A., Guyatt, G. A., Moore, K.-A., McKibbon, A., & Carter, A. O. (1997). Canadian physicians' attitudes about and preferences regarding clinical practice guidelines. Canadian Medical Association Journal, 156, 1715-1723.

Heikkinen, M., Aro, H., & Lonnquist, J. (1993). Life events and social support. *Suicide and Life Threatening Behavior, 23*, 343-358.

Heilbrun, K. (1997). Prediction versus management models relevant to risk assessment: The importance of legal decision-making context. *Law and Human Behavior, 21*, 347-360.

Heilbrun, K. (2001). *Principles of forensic mental health assessment.* New York: Kluwer.

Hendin, H., Maltsberger, J. T., Lipschitz, A., Haas, A. P., & Kyle, J. (2001). Recognizing and responding to a suicide crisis. *Suicide and Life-Threatening Behaviour, 31,* 115-128.

Henderson, M. (1986). An empirical typology of violent incidents reported by prison inmates with convictions for violence. *Aggressive Behavior, 12,* 21-32.

Hiday, V. A., Swanson, J. W., Swartz, M. S., Borum, R., & Wagner, H. R. (2001). Victimization: A link between mental Illness and violence? *International Journal of Law and Psychiatry, 24,* 559-572.

Hiday, V. A., Swartz, M. S., Swanson, J. W., Borum, R., & Wagner, H. R. (1998). Male-female differences in the setting and construction of violence among people with severe mental illness. *Social Psychiatry and Psychiatric Epidemiology, 33,* S68-S74.

Hiday, V. A., Swartz, M. S., Swanson, J. W., Borum, R., & Wagner, H. R. (1999). Criminal victimization of persons with severe mental illness. *Psychiatric Services, 50,* 62-68.

Hillbrand, M. (1992). Self-directed and other-directed aggressive behavior in a forensic sample. *Suicide & Life-Threatening Behavior, 22,* 333-340.

Hillbrand, M. (1995). Aggression against self and aggression against others in violent psychiatric patients. *Journal of Consulting & Clinical Psychology, 63,* 668-671.

Hillbrand, M. (2001). Homicide-suicide and other forms of cooccurring aggression against self and against others. *Professional Psychology: Research & Practice, 32,* 626-635.

Hillbrand, M., Foster, H. G., & Hirt, M. (1988). Variables associated with violence in a forensic population. *Journal of Interpersonal Violence, 3,* 371-380.

Himber, J. (1994). Blood rituals: Self-cutting in female psychiatric inpatients. *Psychotherapy: Theory, Research, Practice, Training, 31,* 620-631.

Hodgins, S. (1992). Mental disorder, intellectual deficiency, and crime: Evidence from a birth cohort. *Archives of General Psychiatry, 49,* 476-483.

Hodgins, S. (2001). Reducing stress. In K. S. Douglas, C. D. Webster, S. D. Hart, D. Eaves, & J. R. P. Ogloff (Eds.), *HCR-20 violence risk management companion guide* (pp.155-160). Burnaby, Canada: Mental Health, Law and Policy Institute, Simon Fraser University.

Hodgins, S. (2002). Research priorities in forensic mental health. *International Journal of Forensic Mental Health, 1,* 7-23.

Hodgins, S., & Janson, C.-G. (2002). *Criminality and violence among the mentally disordered: The Stockholm Metropolitan Project.* Cambridge: Cambridge University Press.

Hodgins, S., Tengström, A., Eriksson, A., Östermann, A., Kronstrand, R., Eaves, D., et al. (2007). An international comparison of community treatment programs for mentally ill persons who have committed criminal offences. *Criminal Justice and Behavior, 34,* 211-228.

Hoffer, J. (2001). Clinical nutrition: I. Protein-energy malnutrition in the inpatient. *Canadian Medical Association Journal, 165,* 1345-1349.

Hollin, C. R., & Palmer, E. J. (2003). Level of Service Inventory — Revised profiles of violent and non-violent prisoners. *Journal of Interpersonal Violence, 18,* 1075-1086.

Hollis, C. (2003). Developmental precursors of child and adolescent onset schizophrenia and affective psychoses: Diagnostic specificity and continuity with symptom dimensions. *British Journal of Psychiatry, 182,* 137-234.

Holmberg, G. (1988). Treatment, care, and rehabilitation of the chronic mentally ill in Sweden. *Hospital & Community Psychiatry, 39,* 190-194.

Honigfeld, G., Gillis, R. D., & Klett, J. C. (1966). NOSIE-30: A treatment-sensitive ward behavior scale. *Psychological Reports, 19,* 180-182.

Hoyert, D. L., Kochanek, K. D., & Murphy, S. L. (1999). Deaths: Final data for 1997. *National Vital Statistics Reports, 47,* 1-104.

Hsieh, C.-C., & Pugh, M. D. (1994). Poverty, income inequality, and violent crime: A meta-analysis of recent aggregate data studies. *Criminal Justice Review, 18,* 182-202.

Hunt, G. E., Bergen, J., & Bashir, M. (2002). Medication compliance and comorbid substance abuse in schizophrenia: Impact on community survival 4 years after a relapse. *Schizophrenia Research, 54,* 253-264.

Husted, J. R. (1999). Insight in severe mental illness: Implications for treatment decisions. *Journal of the American Academy of Psychiatry and Law, 27,* 33-49.

Hyde, P. S., Falls, K., Morris, J. A., & Schoenwald, S. K. (2003). *Turning knowledge into practice: A manual for behavioral health administrators and practitioners about understanding and implementing evidence-based practices.* Boston, MA: The American College of Mental Health Administration.

Ilkiw-Lavalle, O., & Grenyer, B. F. S. (2003). Differences between patient and staff perceptions of aggression in mental health units. *Psychiatric Services, 54,* 389-393.

Ivanoff, A. (1989). Identifying psychological correlates of suicidal behavior in jail and detention facilities. *Psychiatric Quarterly, 60,* 73-84.

Ivanoff, A., & Hayes, L. M. (2001). Preventing, managing, and treating suicidal actions in high-risk offenders. In J. B. Ashford, B. D. Sales, & W. H. Reid (Eds.), *Treating adult and juvenile offenders with special needs* (pp.313-331). Washington, DC: American Psychological Association.

Ivanoff, A., Jang, S. J., & Smyth, N. J. (1996). Clinical risk factors associated with parasuicide in prison. *International Journal of Offender Therapy and Comparative Criminology, 40,* 135-146.

Jackson, M. A. (1997). A conceptual model for the study of violence.In C. D. Webster & M. A. Jackson (Eds.), *Impulsivity: Theory, assessment and treatment.* (pp.223-247). New York: Guilford.

Jeffery, D., & Warm, A. (2002). A study of service providers' understanding of self-harm. *Journal of Mental Health, 11,* 295-304.

Junginger, J., Parks-Levy, J., & McGuire, L. (1998). Delusions and symptom-consistent violence. *Psychiatric Services, 49,* 218-220.

Kendall, P. C., & Clarkin, J. F. (1992). Introduction to special section: Comorbidity and treatment implications. *Journal of Consulting and Clinical Psychology, 60,* 833-834.

Klassen, D., & O'Conner, W. A. (1994). Demographic and case history variables in risk assessment. In J. Monahan & H. J. Steadman (Eds.), *Violence and mental disorder: Developments in risk assessment* (pp.229-257). Chicago: University of Chicago Press.

Klonsky, E. D., Oltmanns, T. F., & Turkheimer, E. (2003). Deliberate self-harm in a nonclinical population: Prevalence and psychological correlates. *American Journal of Psychiatry, 160,* 1501-1508.

Korn, M. L., Botsis, A. J., & Kotler, M. (1992). The Suicide and Aggression Survey: A semistructured Instrument for the measurement of suicidality and aggression. *Comprehensive Psychiatry, 33,* 359-365.

Kooyman, I., Dean, K., Harvey, S., & Walsh, E. (2007). Outcomes of public concern in schizophrenia. *British Journal of Psychiatry, 191,* s29-s36.

Kropp, P. R., & Hart, S. D. (2000). The Spousal Assault Risk Assessment (SARA) Guide: Reliability and validity in adult male offenders. *Law and Human Behavior, 24,* 101-118.

Kropp, P. R., Hart, S. D., Webster, C. D., & Eaves, D. (1999). *Manual for the Spousal Assault Risk Assessment Guide* (3rd ed.). Toronto, Canada: Multi-Health Systems.

Kroppan, E. (2008, July). *Implementation of START in a high security forensic psychiatric unit*. Paper presented at the meetings of the International Association of Forensic Mental Health Services, Austria, Vienna.

Lam, J. A., & Rosenheck, R. A. (2000). Correlates of improvement in quality of life among homeless person with serious mental illness. *Psychiatric Services, 51*, 116-118.

Lanza, M. L. (1988). Factors relevant to patient assault. Issues in Mental Health Nursing, 9, 239-257.

Lazarus, R. S., & Folkman, S. (1984). Stress, appraisal and coping. New York: Springer Publishing Company.

Levene, K. S., Augimeri, L. K., Pepler, D. J., Walsh, M. M., Webster, C. D., & Koegl, C. J. (2001). *Early Assessment Risk List for Girls (EARL-21G)*, Version 1 Consultation Edition. Toronto, Canada: Earlscourt Child and Family Centre (now Child Development Institute).

Lewis, A. H. O. (2004). *Should community of practice techniques be part of the National Health Service's Knowledge Management Strategy?* Unpublished MBA Thesis, University of Warwick.

Lewis, A. H. O., & Webster, C. D. (2004). General instruments for risk assessment. *Current Opinion in Psychiatry, 17*, 401-406.

Lindenmayer, J. P., Czobor, P., Alphs, L., Nathan, A.-M., Anand, R., Islam, Z., et al. (2003). The InterSePT scale for suicidal thinking reliability and validity. *Schizophrenia Research, 63*, 161-170.

Linehan, M. M. (2000). Commentary on innovations in dialectal behavior therapy. *Cognitive & Behavioral Practice, 7*, 478-481.

Linehan, M. M., Armstrong, H. E., Suarez, A., Allmon, D., & Heard, H. L. (1991). Cognitive-behavioral treatment of chronically parasuicidal borderline patients. *Archives of General Psychiatry, 50*, 1060-1064.

Linehan, M. M., Camper, P., Chiles, J., Strosahl, K., & Shearin, E. (1987). Interpersonal problem-solving and parasuicide. *Cognitive Therapy and Research, 11*, 1-12.

Linehan, M. M., Heard, H. L., & Armstrong, H. E. (1993). Naturalistic follow-up of a behavioral treatment for chronically parasuicidal borderline patients. *Archives of General Psychiatry, 50*, 971-974.

Link, B. G., Andrews, H., & Cullen, F. T. (1992). The violent and illegal behavior of mental patients reconsidered. *American Sociological Review, 57*, 275-292.

Link, B. G., & Stueve, A. (1994). Psychotic symptoms and the violent/illegal havior of mental patients compared to community controls. In J. Monahan & H. J. Steadman (Eds.), *Violence and mental disorder: Developments in risk assessment* (pp.137-159). Chicago: University of Chicago Press.

Links, P. S., Gould, B., & Ratnayake, R. (2003). Assessing suicidal youth with antisocial, borderline, or narcissistic personality disorder. *Canadian Journal of Psychiatry, 48*, 301-310.

Lipsey, M. W., & Derzon, J. H. (1998). Predictors of violent or serious delinquency in adolescence and early adulthood: A synthesis of longitudinal research. In R. Loeber & D. P. Farrington (Eds.), *Serious & violent juvenile offenders: Risk factors and successful interventions* (pp. 86-105). Thousand Oaks, CA: Sage.

Litman, L. C. (2003). Letter to Editor. Lengthy period of incarceration as personal treatment goal. *Canadian Journal of Psychiatry, 48*, 710-711.

Litwack, T. R. (1997). Communications regarding risk. *American Psychologist, 52*, 1245.

Litwack, T. R. (2001). Actuarial versus clinical assessments of dangerousness. *Psychology, Public Policy, and Law, 7*, 409-443.

Litwack, T. R. (2002). Some questions for the field of violence risk assessment and forensic mental health: Or, "back to basics" revisited. *International Journal of Forensic Mental Health, 1*, 171-179.

Loeber, R., Pardini, D. A., Stouthamer-Loeber, M., & Raine, A. (2007). Do cognitive, physiological, and psychosocial risk and promotive factors predict desistance from delinquency in males? *Development and Psychopathology, 19*, 867-887.

Lorenz, E. (1979, December). *Predictability: Does the flap of a butterfly's wings in Brazil set off a tornado in Texas?* Paper presented at the annual meeting of the American Association for the Advancement of Science, Washington, DC.

Loza, W. (2003). Predicting violent and nonviolent recidivism of incarcerated male offenders. *Aggression and Violent: Behavior, 8*, 175-203.

Lucas, P. (2002). Body dysmorphic disorder and violence: Case report and literature review. *Journal of Forensic Psychiatry, 13*, 145-156.

Lukoff, D., Nuechterlein, K. H., & Ventura, J. (1986). Brief Psychiatric Rating Scale (Expanded — 1986). *Schizophrenia Bulletin, 12*, 594-602.

Lynam, D. R., Caspi, A., Moffit, T. E., Wikstroem, P.-O, Loeber, R., & Novak, S. (2000). The interaction between impulsivity and neighborhood context on offending: The effects of Impulsivity are stronger in poorer neighborhoods. *Journal of Abnormal Psychology, 109*, 563-574.

MacDonald, E. M., Jackson, H. J., Hayes, R. L., Baglioni, A. J., Jr., & Madden, C. (1998). Social skill as determinant of social networks and perceived social support in schizophrenia. *Schizophrenia Research, 29*, 275-286.

Macfarlane, D., & Butterill, D. (1999, Fall). From principles to practice: The management of post-merger Integration. *Hospital Quarterly*, 35-39.

Maden, A. (2007). *Treating violence: A guide to risk management in mental health.* Oxford: Oxford University Press.

Marra, H. A., Konzelman, G. E., & Giles, P. G. (1987). A clinical strategy to the assessment of dangerousness. *International Journal of Offender Therapy and Comparative Criminology, 31*, 291-299.

Martin, M-L. (2007). Transitions. In C. D. Webster & S. J. Hucker (Eds.) , *Violence risk assessment and management* (pp.139-143). Chichester, UK: Wiley.

Martin, R. L., Cloninger, C. R., Guze, S. B., & Clayton, P. J. (1985). Mortality in a follow-up of 500 psychiatric outpatients II: Causespecific mortality. *Archives of General Psychiatry, 42*, 58-66.

Martinsen, E. W. (1994). Physical activity and depression: Clinical experience. *Acta Psychiatrica Scandinavica, 377*, 23-27.

Marzuk, P. M., Tardiff, K., & Hirsch, C. S. (1992). The epidemiology of murder-suicide. *Journal of the American Medical Association, 267*, 3179-3183.

McCarrick, A. K., Manderscheid, R. W., Bertolucci, D. E., Goldman, H., & Tessler, R. C. (1986). Chronic medical problems in the chronic mentally ill. *Hospital and Community Psychiatry, 37*, 289-291.

McDonald, J., & Badger, T. A. (2002). Social function of persons with schizophrenia. *Journal of Psychosocial Nursing, 40*, 42-50.

McNiel, D. E., & Binder, R. L. (1994). Screening for risk of inpatient violence: Validation of an actuarial tool. *Law and Human Behaviour, 18,* 579-586.

McNiel, D. E., & Binder, R. L. (1995). Correlates of accuracy in the assessment of psychiatric inpatients' risk of violence. *American Journal of Psychiatry, 152,* 901-906.

McNiel, D. E., Borum, R., Douglas, K. S., Hart, S. D., Lyon, D. R., Sullivan, L. E., et al. (2002). Risk assessment. In J. R. P. Ogloff (Ed.), Taking psychology and law into the twenty-first century (pp.147-170). New York: Kluwer Academic.

McNiel, D. E., Chamberlain, J. R., Weaver, C. M., Hall, S. E., Fordwood, S. R., & Binder, R. L. (2008). Impact of clinical training on violence risk assessment. *American Journal of Psychiatry, 165,* 195-200.

McNiel, D. E., Eisner, J. P., & Binder, R. L. (2001). The paradox of command hallucinations: In reply. *Psychiatric Services, 52,* 385-6.

McNiel, D. E., Eisner, J. P., & Binder, R. L. (2003). The relationship between aggressive attributional style and violence by psychiatric patients. *Journal of Consulting and Clinical Psychology, 71,* 399-403.

McNiel, D. E., Gregory, A. L., Lam, J. N., Binder, R. L., & Sullivan, G. R. (2003). Utility of decision support tools for assessing acute risk of violence. *Journal of Consulting and Clinical Psychology, 71,* 945-953.

McNiel, D. E., Weaver, C. M., & Hall, S. E. (2007). Base rates of firearm possession by hospitalized psychiatric patients. *Psychiatric Services, 58,* 551-553.

Meehan, T., Morrison, P., & McDougall, S. (1999). Absconding behaviour: An exploratory investigation in an acute inpatient unit. *Australian and New Zealand Journal of Psychiatry, 33,* 533-537.

Melton, G., Petrila, J., Poythress, N., & Slobogin, C. (1997). *Psychological evaluations for the courts: A handbook for mental health professionals and lawyers* (2nd ed.). New York: Guilford.

Menzies, R. J., & Webster, C. D. (1995). The construction and validation of risk assessments in a six-year follow-up of forensic patients: A tridimensional analysis. *Journal of Consulting and Clinical Psychology, 63,* 766-778.

Menzies, R. J., Webster, C. D., & Sepejak, D. S. (1985). The dimensions of dangerousness: Evaluating the accuracy of psychometric predictions of violence among forensic patients. *Law and Human Behavior, 9,* 35-56.

Megivern, D., Pellerito, S., & Mowbray, C. (2003). Barriers to higher education for individuals with psychiatric disabilities. *Psychiatric Rehabilitation Journal, 26,* 217-231.

Middelboe, T., & Mortensen, E. L. (1997). Coping strategies among the long-term mentally ill: Categorization and clinical determinants. *Acta Psychiatrica Scandlnavica, 96,* 188-194.

Miller, B. F., & Keane, C. B. (1987). *Encyclopedia and dictionary of medicine, nursing, and allied health* (4th ed.). Philadelphia: Saunders.

Miller, W. R., & Rollnick, S. (1991). *Motivational interviewing: Preparing people to change addictive behavior.* New York: Guilford.

Milroy, C. M. (1993). Homicide followed by suicide (dyadic death) in Yorkshire and Humberside. *Medical Science and Law, 33,* 167-171.

Monahan, J. (1981). *Predicting violent behavior: An assessment of clinical techniques.* Beverly Hills, CA: Sage.

Monahan, J. (1984). The prediction of violent behavior: Toward a second generation of theory and policy. *American Journal of Psychiatry, 141,* 10-15.

Monahan, J. (1993). Limiting therapists exposure to Tarasoff liability: Guidelines for risk containment. *American Psychologist, 48*, 242-250.

Monahan, J., Heilbrun, K., Silver, E., Nabors, E., Bone, J., & Slovic, P. (2002). Communicating violence risk: Frequency formats, vivid outcomes, and forensic settings. *International Journal of Forensic Mental Health, 1*, 121-126.

Monahan, J., & Steadman, H. (1994). *Violence and mental disorder: Developments in Risk Assessment.* Chicago: University of Chicago Press.

Monahan, J., Steadman, H., Silver, E., Appelbaum, P., Robbins, P., Mulvey, E., et al. (2001). *Rethinking risk assessment: The MacArthur study of mental disorder and violence.* New York: Oxford University Press.

Mossman, D. (2004). Understanding Prediction Instruments. In R. I. Simon & L. H. Gold (Eds.), *Textbook of forensic psychiatry* (pp.501-523), Washington, DC: American Psychiatric Publishing.

Mossman, D., & Perlin, M. L. (1992). Psychiatry and the homeless mentally ill: A reply to Dr. Lamb. *American Journal of Psychiatry, 149*, 951-957.

Mowbray, C. T., Bybee, D., Harris, S., & McCrohan, N. (1995). Predictors of work status and future work orientation in people with a psychiatric disability. *Psychiatric Rehabilitation Journal, 19*, 17-28.

Mueser, K. T., Corrigan, P. W., Hilton, D. W., Tanzman, B., Schaub, A., Gingerich, S., et al. (2002). Illness management and recovery: A review of the research. Psychiatric Services, 53, 1272-1284.

Müller-Isberner, R. (2001). Changing attitudes: Effecting positive and lasting changes. In K. S. Douglas, C. D. Webster, S. D. Hart, D. Eaves, & J. R. P. Ogloff (Eds.), *HCR-20 violence risk management companion guide* (pp.85-91). Burnaby, Canada: Mental Health, Law and Policy, Simon Fraser University.

Mulvey, E. P., & Lidz, C. W. (1995). Conditional prediction: A model for research on dangerousness to others in a new era. *International Journal of Law and Psychiatry, 18*, 129-143.

Mulvey, E. P., & Lidz, C. W. (1998). Clinical prediction of violence as a conditional judgment. *Social Psychiatry and Psychiatric Epidemiology, 33* (Suppl 1), S107-S113.

National Patient Safety Agency. (2006). *With safety in mind: Mental health services and patient safety.* London: Author. Retrieved August 29, 2008 from
http://www.library.nhs.uk/healthmanagement/ViewResource.aspx?resID = 258917

Nicholls, T. L., Brink, J., Desmarais, S. L., Webster, C. D., & Martin, M.-L. (2006). The Short-Term Assessment of Risk and Treatability (START): A prospective validation study in a forensic psychiatric sample. *Assessment, 13*, 313-327.

Nicholls, T. L, Gagnon, N., Crocker, A. G., Brink, J., Desmarais, S. L., & Webster, C. (2007). *START Outcomes Scale (SOS).* Vancouver, Canada: BC Mental Health & Addiction Services.

Nicholls, T. L., Ogloff, J. R. P., & Douglas, K. S. (2004). Assessing risk for violence among female and male civil psychiatric patients: The HCR-20, PCL: SV, and McNiel & Binder's VSC. *Behavioral Sciences and the Law, 22*, 127-158.

Nicholls T. L., Webster, C. D., Brink, J., & Martin, M.-L. (2008). Short-Term Assessment of Risk and Treatability. In B. Cutler & P. Zapf (eds.), *Encyclopedia of psychology and law* (pp.744-746). Thousand Oaks, CA: Sage.

Nijman, H., de Kruyk, C., & van Nieuwenhuizen, C. (2004). Behavioral changes during forensic psychiatric (TBS) treatment in the Netherlands. *International Journal of Law and Psychiatry, 27*, 79-85.

Nijman, H. L. I., Muris, P., Merckelbach, H. L. G. J., Palmstiera, T., Wistedt, B., Vos, A. M., et al. (1999). The Staff Observation Aggression Scale — Revised (SOAS-R). *Aggressive Behavior, 25*, 197-209.

Nonstad, K. (2008, July). Reliability and validity of START in a Norwegian high security psychiatric hospital population. Paper presented at the meetings of the International Association of Forensic Mental Health Services, Austria, Vienna.

Novaco, R. W. (1986). Anger as a clinical and social problem. In R. J. Blanchard & D. C. Blanchard (Eds.), *Advances in the study of aggression* (vol. II, p.1-67). New York: Academic Press.

Novaco, R. W. (1994). Anger as a risk factor for violence among the mentally disordered. In J. Monahan, & H. J. Steadman (Eds.). *Violence and mental disorder: Development in risk assessment* (pp.21-59). Chicago: University of Chicago Press.

Novaco, R. W., Ramm, M., & Black, L. (2000). Anger treatment with offenders. In C. R. Hollin (Ed.), *Handbook of offender assessment and treatment* (pp.281-296). London: Wiley & Sons Ltd.

Novaco, R. W., & Renwick, S. J. (1998). Anger predictors of the assaultiveness of forensic hospital patients. In E. Sanavio (Ed.), *Behavior and cognitive therapy today. Essays in honor of Hans J. Eysenck.* (pp.199-208). Oxford: Elsevier Science.

O'Carroll, P. W. Berman, A. L., Maris, R. W., Moscicki, K., Tanney, B. L, & Silverman, M. M. (1996). Beyond the tower of babel: A nomenclature for suicidology. *Suicide and Life-Threatening Behaviour, 26*, 237-252.

O'Connor, F. W., Lovell, D., & Brown, L. (2002). Implementing residential treatment for prison inmates with mental illness. *Archives of Psychiatric Nursing, 16*, 232-238.

*O'Connor v. Donaldson* (1975). 422 US 563.

Oddone-Paolucci, E., Violato, C., & Schofield, M. (1998). Case need domain: Marital and family. *Forum on Correctional Research, 10*, 20-23.

Ogloff, J. R. P. (Ed.). (2002). *Taking psychology and law into the twenty-first century.* New York: Kluwer Academic/Plenum.

Overall, J. E., & Gorham, D. R. (1962). The Brief Psychiatric Rating Scale. *Psychological Reports, 10*, 799-812.

Owen, R. R., Fischer, E. P., Booth, B. M., & Cuffel, B. J. (1996). Medication non-compliance and substance abuse among patients with schizophrenia. *Psychiatric Services, 47*, 853-858.

Patterson, W., Dohn, H., Bird, J., & Patterson, G. (1983). Evaluation of suicidal patients: The SAD person scale. *Psychosomatics, 24*, 343-349.

Pattison, E. M., & Pattison, M. L. (1981). Analysis of a schizophrenic psychosocial network. *Schizophrenia Bulletin, 7*, 135-143.

Pearson, F. S., Lipton, D. S., & Cleland, C. M. (2002). The effects of behavioral/cognitive-behavioral programs on recidivism. *Crime & Delinquency, 48*, 476-496.

Pelham, T. W., Campagna, P. D., Ritvo, P. G., & Birnie, W. A. (1993). The effects of exercise therapy on clients in a psychiatric rehabilitation program. Psychosocial Rehabilitation Journal, 16, 75-84.

Peter, E., Lunardi, V. L., & Macfarlane, A. (2004). Nursing resistance as ethical action: Literature review. *Journal of Advanced Nursing, 26*, 403-416.

Petruzzello, S. J., Landers, D. M., Hatfield, B. D., Kubitz, K. A., & Salazar, W. (1991). A meta analysis on the anxiety-reducing effects of acute and chronic exercise. *Sports Medicine, 11*, 143-182.

Pfohl, S. (1978). *Predicting dangerousness: The social construction of psychiatric reality.* Lexington, MA: Lexington Books.

Pihl, R., & Peterson, J. (1993a). Alcohol and aggression: Three potential mechanisms of drug effect. In S. E. Martin (Ed.), Alcohol and interpersonal violence: Fostering multidisciplinary perspectives (pp.1-36). Rockville, MD: US Department of Health and Human Services, Public Health Service, National Institutes of Health, National Institute of Alcohol Abuse and Alcoholism.

Pihl, R., & Peterson, J. (1993b). Alcohol/drug use and aggressive behavior. In S. Hodgins (Ed.), *Mental disorder and crime* (pp.263-283). Newbury Park, CA: Sage.

Plante, T. G. (1993). Aerobic exercise in the prevention and treatment of psychopathology. In P. Seraganian (Ed.), *Exercise psychology: The influence of physical exercise on psychological process* (pp.358-379). New York: Wiley.

Plante, T. G. (1996). Getting physical, does exercise help in the treatment of psychiatric disorders. *Journal of Psychiatric Nursing, 34*, 38-43.

Plante, T. G., & Rodin, J. (1990). Physical fitness and enhanced psychological health. *Current Psychology: Research & Reviews, 9*, 3-24.

Plutchik, R., & van Praag, H. M. (1989). The measurement of suicidality, aggressivity and impulsivity. *Progress in NeuroPsychopharmacology & Biological Psychiatry, 13*, S23-S34.

Plutchik, R., & van Praag, H. M. (1994). Suicide risk: Amplifiers and attenuators. *Journal of Offender Rehabilitation, 21*, 173-186.

Pokorny, A. D. (1992). Prediction of suicide in psychiatric patients: Report of a prospective study. In R. W. Maris, A. L. Berman, J. T. Maltsberger, & R. I. Yufit (Eds.), *Assessment and prediction of suicide* (pp.105-129). New York: Guilford Press.

Pollard, J. A., Hawkins, J. D., & Arthur, M. W. (1999). Risk and protection: Are both necessary to understand diverse behavioral outcomes in adolescence? *Social Work Research, 23*, 145-158.

Polvi, N. H. (1997). Assessing risk of suicide in correctional settings. In C. D. Webster & M. A. Jackson (Eds.), *Impulsivity: New directions in research and clinical practice* (pp.278-301). New York: Guilford Press.

Pristach, C. A., & Smith, C. M. (1990). Medication compliance and substance abuse among schizophrenic patients. *Hospital and Community Psychiatry, 41*, 1345-1348.

Prochaska, J. O., & DiClemente, C. C. (1982). Transtheoretical therapy toward a more integrative model of change. *Psychotherapy: Theory, Research and Practice, 19*, 276-287.

Quinsey, V. L., Coleman, G., Jones, B., & Altrows, I. F. (1997). Proximal antecedents of eloping and reoffending among supervised mentally disordered offenders. *Journal of Interpersonal Violence, 12*, 794-813.

Quinsey, V. L., & Cyr, M. (1987). Perceived dangerousness and treatability of offenders: The effects of Internal versus external attributions of crime causality. *Journal of Interpersonal Violence, 1*, 458-471.

Quinsey, V. L., Harris, G. T., Rice, M. E., & Cormier, A. C. (1998). *Violent offenders: Appraising and managing risk*. Washington, DC: American Psychological Association.

Quinsey, V. L., Harris, G. T., Rice, M. E., & Cormier, A. C. (2006). *Violent offenders: Appraising and managing risk* (2nd ed.). Washington, DC: American Psychological Association.

Quinsey, V. L., Lalumiere, M., Rice, M. E., & Harris, G. T. (1995). Predicting sexual offences. In J. C. Campbell (Ed.), *Assessing dangerousness: Violence by sexual offenders, batterers, and child abusers* (pp.114-137). Thousand Oaks, CA: Sage.

Range, L., & Knott, E. (1997). Twenty suicide assessment instruments: evaluation and recommendations. *Death Studies, 21*, 25-58.

Reid, W. H. (2003). Risk assessment, prediction, and foreseeability. *Journal of Psychiatric Practice, 7,* 82-86.

Reiss, A. J. Jr., & Roth, J. A. (1993). Alcohol, other psychoactive drugs and violence. In A. J. Reiss Jr., & J. A. Roth (Eds.), *Understanding and preventing violence* (pp.182-220). Washington, DC: National Academy Press.

Rhode, P., Seely, J. R., & Mace, D. E. (1997). Correlates of suicidal behavior in a juvenile detention population. *Suicide and Life Threatening Behavior, 27,* 164-175.

Rihmer, Z., Belso, N., & Kiss, K. (2002). Strategies for suicide prevention. *Current Opinion in Psychiatry, 15,* 83-87.

Rogers, E. M. (1995). The challenge: Lessons for guidelines from the diffusion of innovations. *Journal on Quality Improvement, 21,* 324-328.

Rogers, R. (2000). The uncritical acceptance of risk assessment in forensic practice. *Law and Human Behavior, 24,* 595-605.

Rogers, R., & Webster, C. D. (1989). Assessing treatability in mentally disordered offenders. *Law and Human Behavior, 1,* 19-29.

Rosenthal, N. E. (2002). *The emotional revolution.* New York: Citadel Press, Kensington Publishing Corp.

Rosser, W. W., & Palmer, W. H. (1993). Dissemination of Guidelines on Cholesterol: Effect on patterns of practice of general practitioners and family physicians in Ontario. *Canadian Family Physician, 39,* 280-284.

Rudnick, A. (2001). The impact of coping on the relation between symptoms and quality of life in schizophrenia. *Psychiatry, 64,* 304-308.

Rush, J. A., First, M. B., & Blacker, D. (2008). *Handbook of psychiatric measures.* Washington, DC: American Psychiatric Publishing.

Rutter, M. (1985). Resilience in the face of adversity: Protective factors and resistance to psychiatric disorder. *British Journal of Psychiatry, 147,* 598-611.

Schachar, R., & Logan, G. D. (1990). Impulsivity and inhibitory control in normal development and childhood psychopathology. *Developmental Psychology, 26,* 710-720.

Scott, P. D. (1977). Assessing dangerousness in criminals. *British Journal of Psychiatry, 131,* 127-142.

Secker, J., & Membrey, H. (2003). Promoting mental health through employment and developing healthy workplaces: The potential of natural supports at work. *Health Education Research, 18,* 207-215.

Serin, R. C., Kennedy, S., & Mailloux, D. L. (2002). *Manual for the treatment readiness, responsivity, and gain scale: Short version.* Ottawa, Canada: Correctional Services Canada.

Serin, R. C., & Kuriychuk, M. (1994). Social and cognitive processing deficits in violent offenders: Implications for treatment. *International Journal of Law & Psychiatry, 17,* 431-441.

Shaffer, D. (1974). Suicide in childhood and adolescence. *Journal of Child Psychology and Psychiatry, 15,* 275-291.

Silverman, M. M., Bongar, B., Berman, A. L., Maris, R. W., Harris, E. A., & Packman, W. L. (1998). Inpatient standards of care and the suicidal patient: Part II. An integration with clinical risk management. In B. Bongar, A. Berman, R. Maris, E. Harris, & W. Packman (Eds.), *Risk management with suicidal patients* (pp.89-109). New York: Guilford Press.

Silver, E., Mulvey, E. P., & Monahan, J. (1999). Assessing violence risk among discharged psychiatric patients: Toward an ecological approach. *Law and Human Behavior, 23,* 237-255.

Simeon, D., & Favazza, A. R. (2001). Self-injurious behaviors: Phenomenology and assessment. In D. Simeon & E. Hollander (Eds.), *Self-injurious behaviors: Assessment and treatment* (pp.1-28). Washington, DC: American Psychiatric Publishing, Inc.

Simon, R. I. (1999). The suicide prevention contract: Clinical, legal, and risk management Issues. *Journal of the American Academy of Psychiatry & the Law, 27*, 445-450.

Simourd, D. J., & Andrews, D. (1994). Correlates of delinquency: A look at gender differences. *Forum on Corrections Research, 6*, 26-31.

Simourd, D., Hoge, R. D., Andrews, D. A., & Leschied, A. W. (1994). An empirically-based typology of male young offenders. Canadian Journal of Criminology, 36, 447-461.

Simourd, D. J., & Olver, M. E. (2002). The future of criminal attitudes research and practice. *Criminal Justice & Behavior, 29*, 427-446.

Sinha, R. (2001). How does stress increase risk of drug abuse and relapse? *Psychopharmacology, 158*, 343-359.

Skeem, J. L., & Mulvey, E. P. (2001). Psychopathy and community violence among civil psychiatric patients: Results from the MacArthur violence risk assessment study. *Journal of Consulting and Clinical Psychology, 69*, 358-374.

Smith, L. D. (1989). Medication refusal and the mentally ill inmate. *Hospital and Community Psychiatry, 40*, 491-496.

*Smith v. Jones* (1999), 169 Dominion Law Reports (4th) 385 (SCC).

Startup, M. (1997). Awareness of own and others' schizophrenic illness. *Schizophrenia Research, 26*, 203-211.

Steadman, H. J., Mulvey, E., Monahan, J., Robbins, P. C. Appelbaum, P. S., Grisso, T., et al. (1998). Violence by people discharged from acute psychiatric inpatient facilities and by others in the same neighborhoods. *Archives of General Psychiatry, 55*, 393-401.

Stouthamer-Loeber, M., Loeber, R., Wei, E., Farrington, D. P., & Wikstrom, P.-O. H. (2002). Risk and promotive effects in the explanations of persistent serious delinquency in boys. *Journal of Consulting and Clinical Psychology, 70*, 111-123.

Stuart, H. (2003). Stigma and the daily news: Evaluation of a newspaper intervention. *Canadian Journal of Psychiatry, 48*, 651-655.

Stueve, A., & Link, B. G. (1997). Violence and psychiatric disorders: Results from an epidemiological study of young adults in Israel. *Psychiatric Quarterly, 68*, 327-342.

Swanson, J. (1994). Mental disorder, substance abuse, and community violence: An epidemiological approach. In J. Monahan, & H. Steadman (Eds.), *Violence and mental disorder: Developments in risk assessments* (pp.101-136). Chicago: University of Chicago Press.

Swanson, J., Borum, R., Swartz, M., & Hiday, V. (1999). Violent behavior preceding hospitalization among persons with severe mental illness. *Law and Human Behavior, 23*, 185-204.

Swanson, J. W., Borum, R., Swartz, M. S., Hiday, V. A., Wagner, H. R., & Burns, B. J. (2001). Can involuntary outpatient commitment reduce arrests among persons with severe mental illness? *Criminal Justice and Behavior, 28*, 156-189.

Swanson, J. W., Holzer, C. E., Ganju, V. K., & Jono, R. T. (1990). Violence and psychiatric disorder in the community: Evidence from the epidemiologic catchment area surveys. *Hospital and Community Psychiatry, 41*, 761-770.

Swanson, J. W., Swartz, M. S., Essock, S. M., Osher, F. C., Wagner, H. R., Goodman, L. A., et al. (2002). The social-environmental context of violent behavior in persons treated for severe mental illness. *American Journal of Public Health, 92*, 1523-1531.

Swartz, M. S., Swanson, J. W., Hlday, V. A., Borum, R., Wagner, R., & Burns, B. J. (1998). Taking the wrong drugs: The role of substance abuse and medication noncompliance in violence among severely mentally ill individuals. *Social Psychiatry and Psychiatric Epidemiology, 33*, S75-S80.

Tarrier, N. (1987). An investigation of residual psychotic symptoms in discharged schizophrenic patients. *British Journal of Clinical Psychology, 26*, 141-143.

Taylor, P. J., Garety, P., Buchanan, A., Reed, A., Wessely, S., Ray, K., et al. (1994). Delusions and violence. In J. Monahan & H. J. Steadman (Eds.), *Violence and mental disorder: Developments in risk assessment* (pp.161-182). Chicago: University of Chicago Press.

Taylor, P. J., Leese, M., Williams, D., Butwell, M., Daly, R., & Larkin, E. (1998). Mental disorder and violence: A special high security hospital study. *British Journal of Psychiatry, 172*, 218-226.

Teplin, L. A., Abram, K. M., & McClelland, G. M. (1994). Does psychiatric disorder predict violent crime among released jail detainees? A six-year longitudinal study. *American Psychologist, 49*, 335-342.

Thienhaus, O. J., & Piasecki, M. (1997). Assessment of suicide risk. *Psychiatric Services, 48*, 293-294.

Thienhaus, O. J., & Piasecki, M. (1998). Assessment of psychiatric patients' risk of violence toward others. *Psychiatric Services, 49*, 1129-1130.

Thurm, I., & Hafner, H. (1987). Perceived vulnerability, relapse risk and coping in schizophrenia: An explorative study. *European Archives of Psychiatry and Neurological Science, 237*, 46-53.

Timmerman, I. G. H., Vastenburg, N. C., & Emmelkamp, P. M. G. (2001). The Forensic Inpatient Observation Scale (FIOS): Development, reliability and validity. *Criminal Behaviour and Mental Health, 11*, 144-162.

Toch, H. (1975). *Men in crisis: Human breakdowns in prison.* Chicago: Aldine.

Toch, H. (1992). *Violent men: An inquiry into the psychology of violence* (revised edition). Washington, DC: American Psychological Association.

Toch, H. & Adams, K. (2002). *Acting out: Maladaptive behavior in confinement.* Washington, DC: American Psychological Association.

Trenoweth, S. (2003). Perceoved risk in dangerous situations: Risks of violence among mental hearth patients. *Issues and Innovations in Nursing Practice, 42*, 278-287.

van den Broek, E., & de Vries Robbé, M. (2008, July). *The supplemental value of the SAPROF from a treatment perspective: A counterbalance to risk?* Paper presented at the meetings of the International Association of Forensic Mental Health Services, Austria, Vienna.

Vanderhoff, H. A., & Lynn, S. J. (2001). The assessment of selfmutilation: Issues and considerations. *Journal of Threat Assessment, 1*, 91-109.

Vaz, F. J., Béjar, A., & Casado, M. (2002). Insight, psychopathology, and interpersonal relationships in schizophrenia. *Schizophrenia Bulletin, 28*, 311-317.

Volavka, J., Laska, E., Baker, S., & Meisner, M. (1997). History of violent behaviour and schizophrenia in different cultures. Analyses based on the WHO study on Determinants of Outcome of Severe Mental Disorders. *British Journal of Psychiatry, 171*, 9-14.

Walsh, E., Buchanan, A., & Fahy, T. (2002). Violence and schizophrenia: Examining the evidence. *British Journal of Psychiatry, 180*, 490-495.

Walsh, E., Rooney, S., Sloan, D., McCauley, P., Muvaney, F., O'Callaghan, E. & Larkin, C. (1998). Irish psychiatric absconders: Characteristics and outcome. *Psychiatric Bulletin, 22*, 351-353.

Walters, G. D. (2002). Developmental trajectories, transitions, and nonlinear dynamical systems: A model of curve deceleration and desistance. *International Journal of Offender Therapy and Comparative Criminology, 46,* 30-44.

Warm, A., Murray, C., & Fox, J. (2003). Why do people self-harm? Psychology, *Health & Medicine, 8,* 71-79.

Watts, D., Leese, M. Thomas, S., Atakan, Z., & Wykes, T. (2003). The prediction of violence in acute psychiatric units. *International Journal of Forensic Mental Health Services, 2,* 173-180.

Way, B. B., & Banks, S. B. (2001). Clinical factors related to admission and release decision in psychiatric emergency services. *Psychiatric Services, 52,* 214-218.

Webster, C. D., Bloom, H. & Eisen, R. (2003). Toward the scientific and professional assessment of violence potential in the workplace. *Journal of Threat Assessment, 2,* 1-15.

Webster, C. D., Douglas, K. S., Belfrage, H., & Link, B. G. (2000). Capturing change: An approach to managing violence and improving mental health. In S. Hodgins (Ed), *Violence among mentally ill: Effective treatment and management strategies* (pp.199-144). Dordrecht, the Netherlands: Kluwer Academic.

Webster, C. D., Douglas, K. S., Eaves, D., & Hart, S. D. (1997). *HCR-20: Assessing risk for violence* (Version 2). Burnaby, Canada: Mental Health, Law, & Policy Institute, Simon Fraser University.

Webster, C. D., Eaves, D., Douglas, K., & Wintrup, A. (1995). T*he HCR-20 Scheme: The assessment of dangerousness and risk.* Burnaby, Canada: Simon Fraser University and Forensic Psychiatric Services Commission of British Columbia.

Webster, C. D., Eaves, D., & Halpin, P. (2001). Building stable environments. In K. S. Douglas, S. D. Hart, D. Eaves, & J. R. P. Ogloff (Eds.), *HCR-20 violence risk management companion guide* (pp.125-133). Burnaby, Canada: Simon Fraser University Mental Health, Law, and Public Policy Institute.

Webster, C. D., Harris, G. T., Rice, M. E., Cormier, C., & Quinsey, V. L. (1994). *The Violence Prediction Scheme: Assessing dangerousness in high risk men.* Toronto, Canada: Centre of Criminology, University of Toronto.

Webster, C. D., & Hucker, S. H. (2007). *Violence risk assessment and management.* Chicester, UK: Wiley.

Webster, C. D., & Jackson, M. A. (Eds.) (1997). *Impuslivity: Theory, research and practice.* New York: Guilford.

Webster, C. D., Müller-Isberner, R., & Franssen, G. (2003). Violence risk assessment: Using structured clinical guides professionally. *International Journal of Forensic Mental Health, 1,* 43-51.

Webster C. D., Nicholls, T. L, Martin, M. L, Desmarais, S. L., & Brink, J. (2006). Short-Term Assessment of Risk and Treatability (START): The case for a new violence risk structured professional judgment scheme. *Behavioral Sciences & the Law, 24,* 747-766.

*Wenden v. Trikha, Royal Alexandra Hospital and Yaltho* (1993), 14 CCLT (2d) 225 (Alta. CA).

Wessely, S., Buchanan, A., Reed, A., Cutting, J., Everitt, B., Garety, P., et al. (1993). Acting on delusions, 1: Prevalence. *British Journal of Psychiatry, 163,* 69-76.

West, D. J., & Farrington, D. P. (1977). *The delinquent way of life: Third report of the Cambridge Study in Delinquent Development.* Oxford: Heinemann Educational Books.

Westermeyer, J., & Pattison, E. M. (1981). Social networks and mental illness in a peasant society. *Schizophrenia Bulletin, 7,* 125-134.

Widom, C. S. (1989). Does violence beget violence? A critical examination of the literature. *Psychological Bulletin, 106,* 3-28.

Wing, J. K., Beevor, A. S., Curtis, R. H., Park, S. B. G., Hadden, S., & Burns, A. (1998). Health of the Nation Outcome Scales (HoNOS) : Research and development. *British Journal of Psychiatry, 172*, 11-18.

Winkler, J. D., Lohr, K. N., & Brook, R. H. (1985). Persuasive communication and medical technology assessment. *Archives of Internal Medicine, 145*, 314-317.

*Winko v. British Columbia.* (Forensic Psychiatric Institute) (1999) , 135 C.C.C. ( 3d) 129 (S. C.C.).

Wilson, C. M., Desmarais, S. L., Nicholls, T. L., & Brink, J. (2008, November). *The investigation of two structured professional judgement guides: The START and HCR-20.* Poster presented at the Mental Health Research Showcase, Banff, Canada.

Wishnie, H. (1977). *The impulsive personality: Understanding people with destructive character disorders.* New York: Plenum.

Wolfe, L. F., & Bjørvik, C. (2008, July). *The role of occupational therapy in the use of Short-Term Assessment of Risk and Treatability.* Paper presented at the meetings of the International Association of Forensic Mental Health Services, Austria, Vienna.

World Health Organization. (2002). *Reducing risks, promoting healthy life.* Geneva: Author.

Wright, P., & Webster, C. D. (2007). *Implementing structural professional judgment risk assessments: Problems, pitfalls, and possibilities.* Paper presented at the International Association for Forensic Mental Health Services, Montreal, Canada.

Young, M. H., Justice, J., & Erdberg, P. (1999). Risk factors for violent behavior in incarcerated male psychiatric patients: A multimethod approach. *Assessment, 6,* 243-258.

Yudofsky, S. C., Silver, J. M., Jackson, W., Endicott, J., & Williams, D. (1986). The Overt Aggression Scale for the objective rating of verbal and physical aggression. *American Journal of Psychiatry, 143,* 45-49.

Zapf, P. (2006). *Suicide Assessment Manual for Inmates (SAMI).* Burnaby, Canada: Mental Health, Law, & Policy Institute, Simon Fraser University.

Ziedonis, D. M., & Williams, J. M. (2003). Management of smoking in people with psychiatric disorders. *Current Opinion in Psychiatry, 16,* 305-315.

# 附録 A

# START と選別された
# その他の評価ツールとの内容の重複

## ベック絶望感尺度
BECK HOPELESSNESS SCALE（BHS）
*Beck et al.（1974）*

　BHS は 20 項目からなる自記式質問紙であり，救急，入院，外来において使用可能である．項目は，「当てはまる」「当てはまらない」で回答される．臨床家が実施する形でもよい．この尺度については数多くの研究が行われ，類似の尺度との相関が示されているが，「個人に対する即時の臨床的有用性は示されていない」（Rush, First, & Blacker, 2008, p.280）とされている．これは部分的には，BHS 得点が高くても，実際の自殺率は低いからである．勿論，だからといって BHS 高得点者を特に丁寧にモニタリングすべきでないということにはならない．

## 簡易精神症状評価尺度
BRIEF PSYCHIATRIC RATING SCALE（BPRS）
*Overall & Gorham（1962）*

　この尺度は 18 項目から成り，情緒的引きこもり，不安，緊張，敵意，猜疑心，罪業感，心気的訴え，衒奇的な行動や姿勢，運動減退，思考内容の異常，興奮，失見当識，情動鈍麻，思考の解体，誇大性，抑うつ気分，非協調性を評価する．熟練した臨床家がクライエントとの臨床面接および観察に基づいて実施する．外来でも，入院でも使用されている．BPRS は 7 段階で評価する（症状なし，ごく軽度，軽度，中等度，やや重度，重度，非常に重度）．得点を足して合計点を得る．オリジナル版はアンカーポイントを明示していない（その結果，臨床家間での一致率に達するのが難しいことがある）．この尺度は既に 30 年以上使われている．クライエントを時間経過の中で評価するのに使用することができる．BPRS は，精神病理が比較的軽度のときは，十分に有効ではないかもしれない（Rush et al., 2008）．Rush らは，「項目は幅広く，治療介入のための重要な共通したターゲットを反映しているが，臨床家が潜在的に関心をもつすべての領域をカバーしているわけではない」（pp.479-480）と述べている．自殺関連行動や，他者への暴力リスクについて具体的に扱ってはいない．

## ブルセット暴力チェックリスト
BVR-Brøset Violence Checklist
*Almvik & Woods*（2003）

　この尺度は，1または0で得点化する61項目から構成される．入院病棟に勤務する看護師が使うようにデザインされており，非常に短期間（24時間．しかし現在，より長い期間の予測力の検証が行われている）の暴力を予測することを目的としている．項目内容は，混乱，易刺激性，乱暴さ，暴力の脅迫，言語的脅迫，および 対物攻撃から成る．ノルウェーの3施設に連続して入院した109人の患者の予備的な妥当性データは有望であった．直近の暴力について，著者らは重要な以下の点を指摘している．「実際に（暴力）問題のすぐそばにいる者たちによって研究が行われたことは稀であった．例えば精神科看護師やその他の病棟スタッフは日常的に，しばしば8時間かそれ以上，暴力的患者と直接的に接触している．実際，看護師たちはこのリスクアセスメントプロセスにおいて中心的な役割を果たし，このことが精神科の治療計画づくりの中核となる」(p.231)．

　BVRとSTART項目には明らかな重複があるため，BVRがどのように発展していくかを見守る価値がある．一見するとSTARTと互換性があるように見える．そうはいうものの，STARTのほうがやや視点が広い（例．複数リスクの評価，看護師や関連職種だけでなく，患者の直接処遇をしていない精神保健，矯正，司法精神科の専門家にも，入院だけでなく地域でも使用できる．クライエントのストレングス要因の包含など）．BVRにみられる思考方法は，何年もの間McNielとBinderによって維持されてきた重要な仕事を反映している（本テキストの導入部分に解説されている）．START著者たちが，苦労してツールの題名にも使用根拠にも「チェックリスト」という言葉を入れないように努力してきたことに留意してもらうとよいかもしれない（例えばReid's, 2003を参照のこと．チェックリスト方式がもたらす潜在的な思考の制約について論じている；Webster, Bloom, & Eisen, 2003も参照のこと）．

## 自殺リスク推計
Estimate of Suicide Risk（ESR）
*Polvi*（1997）

　テキストの導入部分で，我々は，自殺リスクの評価のために，数多くのツールが発展してきたこと，この領域の研究は，勿論，幸いなことだが，既遂自殺のベースレートが研究対象になった多くの人口のほとんどにおいて低い傾向があることによって，阻まれていることを述べた．Polvi (1997) は，（自殺率が比較的高い）矯正人口におけるHCR-20タイプの自殺リスク評価法を提案した．これは20項目から成り，各項目は0, 1, 2で採点される．項目は2つのカテゴリーに分類される．ヒストリカルかつ保険数理的項目（9項目），臨床要因項目（11項目）である．11の臨床要因のうち4要因は，特に重要であると

みなされた（自殺念慮，自殺計画，絶望感，心理的機能の突然の変化）．

　この暫定的に開発されたツールの妥当性についての発表がないようである．もしかするとESRの主な有用性は，Zapf（2006）が受刑者のための自殺評価マニュアル（Suicide Assessment Manual for Inmates: SAMI）を開発することに役立つことにあったのかもしれない．

## 司法精神科入院患者観察尺度
FORENSIC INPATIENT OBSERVATION SCALE（FIOS）
*Timmerman et al.（2001）*

　FIOSは，系統的な心理測定学的研究に基づいて作成されたという明らかな利点がある．「最終」版は，35項目から構成される．項目は6つの尺度に群分けされている：セルフケア，社会的行動，反抗的行動，病識，言語スキル，および苦痛である．原著者は39人について，各項目および6つの尺度の評価者間信頼性を提供している（係数は0.51から0.69であった）項目評価は5段階のリカートスケールでなされ，過去3週間の情報に基づいていた．このツールは，よく練られており，基礎を統計学的結果においていることで，ある種の頑健性をもたせている．しかし，他でも指摘されていることだが，統計的に信頼性の基準を満たさないからといって項目が削除されるのは不運なことである（例えばWebster & Hucker, 2007は，注4において「ある項目の評価者間同意が低いのは，状況によっては，協働的な努力によってその詳細を探り出し，管理する必要性があることのまさにシグナルかもしれないのである」と述べている．p.55）．FIOS著者らもこの困難さを認識しており，病識に関係した「他者に配慮する」「他者を気遣う」「助けを申し出る」（すべて共感性に関連する項目）を統計学的基準で削除してしまったことを後悔している旨，記している．そうした要因は，定義づけが難しいとしても「実際，治療の進展や危険性に関連して重要とみなされるかもしれない（p.156）」と認識している．FIOSの妥当性データは今のところ発表されていないようだ．著者らの主要な指摘は，この尺度が特に司法精神科患者のためのものだということだ．結果として，第1軸以上の診断カテゴリーや，反抗的行動や犯罪に対する姿勢など，一般精神科患者向けのスケールには含まれていない内容に焦点が当てられている．

## 国民の健康アウトカム尺度
HEALTH OF THE NATION OUTCOME SCALE（HoNOS）
*Wing, Beevor, Curtis, Park, Hadden, & Burns（1998）*

　HoNOSは12項目から構成され，4領域をカバーしている：問題行動（攻撃，自傷，物質乱用）障害（認知機能不全，身体障害），症状（幻覚，妄想，抑うつ，その他），および社会的問題（個人的人間関係，全般的機能，セルフケア，感情の安定性，社会的接触，コ

ミュニケーション，および責任）．12項目はそれぞれ，0から4の5段階尺度で評価される．先述したように，1項目が特に自傷やその他の攻撃性のために割り当てられている．英国の様々な場所から得られた大人数の得点の平均は，時間が経つにつれて下がってくることを著者らは示した．いわく「HoNOSの最も明確な有用性は，患者の進歩の簡易な記録になることだ」（p.16）と述べている．HoNOS 得点は，BPRSと高い相関を示した（0.84）．HoNOSとSTARTがかなり共通の領域をカバーしていることは明確である．現行のSTARTは，しかしながら，自分および他人に対する暴力リスクを強調している点で異なる．また，健康促進的で保護的な（ストレングス）要因の考慮という意味でも区別される．

## サービスレベル目録修正版
LEVEL OF SERVICE INVENTORY-REVISED（LSI-R）
*Andrews & Bonta（1995）*

　SPJツールを検討しながら，WebsterとHucker（2007）は，LSI-RがあらゆるSPJツールの中でも「最高位」に値すると述べた．長い歴史を経て開発されており，リスクだけでなくニーズ（ストレングス）も考慮していて，使いやすい．54項目は，再犯との関係から含まれたものであるが，その構造と見た目はSTARTにとてもよくつながる（勿論，STARTは精神保健および司法精神科向けにデザインされたものであるが）．より詳細な解説に関心のある読者はWebster & Hucker（2007, p.88と注12, 13, 14, pp.91-92）を参照されたい．LSI-Rが暴力再犯を予測するのに役立つことにはほとんど疑いの余地がない（Hollin & Palmer, 2003）．オンタリオにおける5つの矯正管区で最近行われた，698人の犯罪者を対象とした大規模研究に基づいたLSI-Rの進化版，いわゆるオンタリオ修正版（LSI-OR, Andrews, 1995）についても暴力再犯の予測妥当性がある（Girard & Wormith, 2004）．

## 患者の進歩のルーチンアセスメント
ROUTINE ASSESSMENT OF PATIENT PROGRESS（RAPP）
*Ehmann et al.（1995）*

　この21項目のツールは，「訓練された看護師が面接および観察から得られたデータを包括的なアセスメントにまとめる」（p.289）ことができるようにデザインされている（p.289）．著者らは新しいツールを確立することが必要だと考えていた．というのも，それまで四半世紀にわたって看護師のための尺度が「大量には開発されてきたが（例．NOSIE; Honlgfeld, Gillis, & Klett, 1966），これらの様々な尺度は看護師たちに受け入れられることに失敗したか，あるいは心理測定学的にみて不十分だったからである．RAPPに含まれる項目は，食事，睡眠，排泄，安全，運動の問題（つまり，具体的な看護の関心事を測定するための

5項目の尺度），不安，気分／感情，活動，妄想，幻覚，発話，敵意，認知／記憶（つまり精神病理を測定するための8項目），衛生，協力，社交，予算管理，性，娯楽時間，社会的問題解決，看護師の世話（つまり，8項目の生活スキル尺度）であった．RAPP の各項目は，4段階尺度（例．0無し，3重篤）で測定された．データは Ehmann ら (1995) に報告されており，RAPP が時間経過の中で変化を追うのに使えることを示唆している．START と類似する側面もあるが，RAPP は重度の精神障害を抱えるクライエントに焦点を当てているように思われる．パーソナリティ障害をも抱えている人口に適用したときにどの程度使えるかが明確でない．RAPP は，START のように多様なリスクに焦点を当てておらず，ストレングスを強調してもいない．

引き続き発表された Ehmann ら (2001) による78人の一般精神科患者の研究を詳細に見ていく価値がある．暴力的なクライエントは，悲暴力的なクライエントよりも，RAPP 精神病理尺度スコアが有意に高得点を示した．これは予期されたことかもしれない．こうした暴力的クライエントは，悲暴力的な対照群に比べて，生活スキル尺度においても有意に高得点を示した（よりスキルが低かったことを示す）．さらに，暴力的クライエントは，非暴力的な対照群と比べて，基本的ニーズ尺度において，ほとんど有意に近い違いを示した．

START と比較すると，RAPP に含まれる暴力リスクに直接関連する臨床項目は，より少ない．実際，安全という項目があるだけである．6変数を用いて，クライエントを暴力群と非暴力群にうまく分類できるのを示した著者らは，「臨床判断を含めたことで（つまり安全という RAPP 項目を1つ加えたことで），症状重症度の要約スケールを加えるよりも格段にモデルの有用性がかなり高まったのは興味深い」と述べている．「臨床判断は，数多くの配慮事項を要約しており，それゆえ，暴力の予測をするときには，他の変数を残すために削除するべきではない」(p.721).

## 攻撃性および危険性予測尺度
SCALE FOR THE PREDICTION OF AGGRESSION AND DANGEROUSNESS（PAD）
*Bjørkley（1993）*

PAD は，7つに分類される29項目から成る尺度である．患者の「相互作用上の脆弱性」(p.1363) のプロフィールを描き出す．この相互作用的枠組みは，暴力リスクを，「それぞれの状況や相互作用のもつ，引き金としての性質」とパーソナリティ特徴との関係から理解することを試みる．各項目は，予想される生起可能性と重症度の観点から評価される（合計され，全体的な「危険性スコア」が算出される）．さらに，項目は，「病棟内」と「病棟外」の両方の観点から評価される．「病棟外」スコアは，その個人が地域に退院して自由になった暁に予期される暴力のレベルを反映する（つまり，HCR-20 の動的変数を

「(施設)内」と「(施設)外」に応じてスコアするのと同様である).評価は6段階尺度 (0-5) でなされる.PADの主要な強みは,状況変数の強調と,各クライエントに対して,実際の(病棟内の)あるいは予期される(病棟外の)攻撃性を行動的に定義することにある.行動的定義は,項目1-4 (Part A) において作成される.

　他の項目は,以下の項目として群分けされる:限界設定 (Part B, 6項目),コミュニケーション問題 (Part C, 3項目),変化/再適応 (Part D, 6項目),対人関係 (Part E, 5項目),高リスク接触 (Part F, 2項目) および薬物/興奮剤 (Part G, 3項目) である.STARTにも当てはまる項目がいくつかあるものの,その強調点は,前述の通り,あまりにもしばしばリスクアセスメントにおいて無視ないし軽視されがちな,状況的・相互作用的要因にある (Webster et al., 2003).

## スタッフ観察攻撃性尺度修正版
STAFF OBSERVATION AGGRESSION SCALE-REVISED (SOAS-R)
*Nijman et al.* (1999)

　著者らは,入院患者の暴力事件の頻度,性質,重篤度に応じてコードすることを目的とした先行研究をさらに進めている.このアプローチの利点は,出来事の重篤度を簡単に使えるビジュアル・アナログ・スケール (VAS) で測定することである.尺度自体は,各攻撃事件の後に記入される.攻撃の定義は,「自分,他人,あるいは所有物に対する脅威となったあらゆる言語的,非言語的,または身体的行動のうち,実際に(自分,他人,所有物に)危害を与える結果に終わったもの」である (p.208, 附録1).SOAS-R報告様式では,5つの欄の項目が並んでいる:1.誘発, 2.患者が用いる手段, 3.攻撃のターゲット, 4.被害者が被る結果, 5.攻撃をやめるための手段.これらの5つの表題の重みづけされたスコアを使って,VAS(単純な100mmの尺度で,「全く重篤でない」から「極めて重篤」をスコアできる)上で重篤度を「予測する」のに使うことができる.特に興味深いのは,精神科の入院病棟において生じる可能性の高い幅広いアウトカムを測定できるという,この尺度の潜在的有用性である.5つのカテゴリによって,誰が誰に(個人かスタッフか)何を,どういう状況下で,どのような結果を持って行ったか,そして一方で,その攻撃を止めるのに何が役に立ったかを定義するのに役立つ.556の攻撃事件に基づく彼らの研究結果により,そのかなり多くがスタッフメンバー (325) や,所有物に (106) 向けられ,そして同じくらい多くが自分 (91) や他の患者 (90) に向けられていた.

　この研究の結果は,とりわけSTARTに関連している.というのも,HCR-20とは異なり,STARTでは,他者に対するリスクだけでなく,自分に対するリスクも含めて評価するからである.SOAS-Rの著者らは,我々も導入セクションで引用したHillbrand (1995) の観察に注目している.彼らは,Hillbrandを引用することにより,自分および他人に向

けられた攻撃性と暴力の間の関係性についてさらなる研究が必要であることを強調している (p.668)．自分たちの研究結果を引用しつつ，彼らは「危険な手段の使用」は自動的攻撃 (auto-aggression)（44%）においてのほうが，その他の攻撃（3.4%）と比べて多いのを観察した．このことと一貫して，自動的攻撃の結果の危害のほうが重篤であった．自動的攻撃の59.3%において，危害は身体的なものであり，そのうちの4分の1 (23.1%, p.204) で患者の治療のために医師が必要となった．このことは，同じアセスメントプロセスの中で，自他に対するリスクを両方評価するようにすることには，実践的意味があるという我々の主張を支持している．

## 暴力リスクの保護要因評価ガイドライン

Structured Assessment of PROtective Factors（SAPROF）

*de Vogel et al.（2009）*

　　SAPROFは，「HCR-20に肯定的な追加物」を提供するために，オランダの臨床家と研究者によって開発された (de Vries Robbé, de Vogel, & de Spa, 2008)．SPJ原則に従って，SAPROFは27の動的で保護的な要因から成り，それが3つの尺度を構成する：内的要因（5項目），動機づけ要因（7項目），外的要因（5項目）である．各項目は，0, 1, 2で得点化され，評価者はHCR-20とSAPROFの結果を両方とも考慮して，総合的で最終的なリスク判断にいたる．SAPROFのオランダ語バージョンは，2007年にvan der Hoeven病院で出版，実践され，英訳バージョンは，2009年に出版された．今日まで出版された研究はないが，著者らによれば，オランダのvan der Hoeven Klinlekにおいて実施した後ろ向き研究の結果では，良好な評価者間信頼性（$ICC's \geq .74$）と，アセスメント後2年間の暴力的再犯について，良好な予測妥当性（$AUC's \geq .71$）を示したと報告している (de Vries Robbé et al., 2008)．予備的研究によってもSAPROFの臨床的有用性が支持されている．司法精神科の臨床においてこのツールを使っている臨床家は，このツールがリスクアセスメントに対するよりバランスのとれたアプローチを提供し，治療計画作りの助けとなり，「臨床実践に適している」と信じていた．保護要因を含めているという意味では類似しているが，SAPROFがSTARTと異なるのは，中長期的（複数月から年単位で）な暴力リスクに焦点を当てている点である（他の有害な転帰のリスクには焦点を当てていない）．（訳者注：SAPROF日本版は，ウェブ上に公開されている）

## 構造的アウトカムアセスメントおよびコミュニティリスクモニタリング
STRUCTURED OUTCOME ASSESSMENT AND COMMUNITY RISK MONITORING（SORM）
*Grann et al.（2000）*

　現在のSTARTの著者らは，2003年はじめ（フロリダ州マイアミ・ビーチで開催されたInternational Association of Forensic Mental Health Services会議）まで，SORMの存在に気づいていなかった．STARTは入院患者の評価も含めており，SORMはコミュニティにおけるアセスメントと介入に焦点を当てているが，この2つのツールはカバーしている項目において，顕著な類似性をもっている．SORMは，5領域にわたって27項目を含んでいる．5領域とは，現在のサービスと介入；社交状況，臨床要因，および主観的評価）である．さらに，3つの「基準」変数（暴力行動その他の触法行為およびリスク状況）を含んでいる．

　SORMは属する構造的専門家判断「ファミリー」（HCR-20，SARA，SVR-20，RSVP，EARL-20B，SAVRY，WRA-20など）に，評価者が項目ごとに思考するよう援助することで，新しい境地を開いた．例えば「項目15．病識」を考えてみよう．精神保健専門家は以下の質問に答えるよう招かれる「過去1カ月間，その個人は自分の精神科問題の病識に欠けているようなことを示すサインを見せましたか？」．これに対する回答が「いいえ」，つまり，その期間，病識の程度は十分だったことを意味するのであれば，評価者は，ボックスの1つにチェックをつけて回答する：「減少（−）」「増加（＋）」または「影響を受けない（0）」である．回答が「はい」の場合，評価者は3つの選択肢のうちの1つを選ぶよう求められる：A「過去1カ月間，病識は重度に障害されていた」，B「病識はいくらか障害されていた」，C「ほぼ十分な病識であったが時々，障害されることがあった」．A，B，Cの1つが選択されると，評価者は次にリスクが高まるか，下がるか，影響を受けないかについて見解を述べるよう求められる．このアプローチは，熟慮されているようであり，マッカーサーグループによって提出された考え方（Monahan et al., 2001）にいくらかつながる．

　STARTは同僚に論理的な文章を完成させることを求めるものの（例．どのタイプのリスクが，誰によって，そのような結果の可能性があり，どのような状況下で，どの期間内にあるのか――本マニュアルの*リスクの特異性*を参照のこと，p.115），SORMではすべてのアセスメントプロセスの最後に，項目のすべてをつなげるように深く考えさせる．しかしながら，Grannと同僚らが，各項目の分析をサポートするために詳細に書かれたカルテ情報を使うことを推奨していないと考えるべきではない．評価者は詳細な情報を書くための十分なスペースを与えられている．

　もうひとつの発展は，クライエントの主観的意見を取り込んだことにある．Grannら（2005）が74人の参加者を2年間にわたって毎月，追跡した前向き研究からわかっている

のは，SORM が素晴らしい評価者間信頼性をもっていることである．さらに，この研究からは，SORM が，10 カ月間の暴力を，HVR-20 や PCL-SV と同程度に予測したことが明らかだった．本当の利点は，SORM の中に 3 つのアウトカム指標が含まれていることで「暴力的行動」(つまり「リスク状況」や「その他の犯罪行動」) 以外のアウトカムの予測ができることを示せることだ．このことは勿論，START において 7 つの特定のリスク領域が強調されているのと同様だ．

附録 B

# 附録 B
# 既往項目（ヒストリカル項目）

　他者に対する暴力については，主として2種類のリスクアセスメント法があることが今日の共通認識である（Blumenthal & Lavender, 2000; Maden, 2007; Webster & Hucker, 2007）．1つのアプローチでは，通常は記録から入手可能な，概ね静的な要因に基づく保険数理学的な予測を強調する（例．精神状態，精神障害の既往，過去の暴力など）．概ね静的な人口学的変数が，その後の暴力に比較的長期にわたって関連を見せるということには，もはや論争はない（例．Monahan, 1981; Menzies & Webster, 1995; Quinsey et al., 1998, 2006）．過去の歴史は重要であり，個別クライエントに対する日常臨床においても無視されるべきではない（Franssen, 1999）．実際，原著者らは，過去の情報については，アセスメントの可能な限り初期に，十分に慎重に入手することを強くお勧めする．勿論，どのような種類の過去情報の分析をするかについては，評価時点に主に関心のあるリスクによるであろう．導入部分でも述べたように，リスクは併存し，影響を与える要因は重複する傾向がある．簡潔さを期すために，以下には，START で同定される7つの特定リスクすべてではなく，その中の「自殺」にどのようにヒストリカルな観点からアプローチしたらよいかを記述したい．

## 自殺リスクのアセスメント

　　「研究目的のためにも，臨床家が臨床症状の時間経過を追って自殺や自殺関連行動についての綿密な質問の流れを組み立てるためにも，役に立つ評価尺度は多種多様にある」

*（アメリカ精神医学会, 2003, p.87）*

　これまでのところ，HCR-20 の C と R の動的項目は，少なくとも，自殺や自傷に関連した項目と低いながらも相関があるが（自殺関連行動の患者に対する評価と治療のための実践ガイドライン，APA, 2003 参照のこと），分析を広げ，*APA* ガイドライン中に挙がっている既往（ヒストリカル）変数を探し，HCR-20 の H1-10 項目と組み合わせてみることに価値があるかもしれない．以下にはそのような分類を試みた結果を報告する．私たちの一般論として指摘したいのは，アセスメントで既往情報を詳細にとる際は，START の7つのリスク変数に関連しそうな一連の変数を含むべきだということだ（そして，特別な場合は，具体的なその他の変数の数々をカバーすることになるだろうということだ．以下に出てくる頁の引用は，先に述べた APA's Practice Guideline からのものである．

1. 過去の自殺企図（pp.67-68），自殺未遂やその他の自傷行動（pp.67-68），パートナーに対する家庭内暴力の既往（pp.70-71），自殺や自殺企図の家族歴（pp.75-76）．
2. 若年であること（思春期や成人早期がリスクのピーク）（pp.44-45）．
3. 婚姻状態（結婚生活は一般的には保護的）（pp.48-49）．
4. 就労問題（医師，歯科医師，看護師，警察官といった特定の職種ではリスクが高まる）（pp.49-50; pp.77-78）．
5. 物質使用問題（およびアルコール中毒），物質乱用の家族歴（pp.57-61）．
6. 主要精神疾患．抑うつ症候群，統合失調症，摂食障害，重度不安障害，絶望感の既往（pp.50-57; pp.63-66）．精神疾患の家族歴（pp.75-77）．身体疾患の既往（pp.73-75）
7. 衝動性と攻撃性（Hare PCL-R の近似値として）（p.63; pp.66-67）．
8. 子供時代の虐待の既往（pp.68-70）
9. パーソナリティ障害（pp.45-46），特に境界性と反社会性（pp.61-63）．
10. 退院など治療における変化（この時期にはリスクが実質的に高まる可能性が高い（pp.71-72）．
11. ジェンダー（pp.45-46），人種，民族および文化（pp.46-48）．

H1-10 項目は，既存のガイドラインとかなりよく一致する．しかしながら，先述したように焦点が他害から自分を害する方向に変わるため，実質的な要因の再定義づけが必要である．同様に，これらの要因がどのようにして特定の事例において影響を与えるのかをもっと十分に理解するためには，綿密で臨床的な調査と多くの臨床経験が要る．APA ガイドラインは，個別事例において自殺を予測するには，統計モデルには明らかな限界があると述べている．これは，勿論，保険数理学的モデルが殺人やその他の暴力的行動を予測する能力において限界があるのと同じである．

　そのため，APA は尺度の利用を勧めており，START はその一例ではあるが，さらにこのように述べている：「人口あたりの自殺の低いベースレートを考えると，いかに複雑な統計モデルを使おうとも，自殺の正確な予測は不可能なままである．結果的に，*精神科的アセスメントと臨床判断の組み合わせが*，いまだに*自殺リスクのアセスメントとしては最善*ということになる．さらに，介入は単に統計モデルによって明らかになったリスク要因が存在することだけでなく，それらの要因が，個別患者の個人的臨床的な状態像とどのように相互作用しているか，そしてその特定の時点における臨床家のアセスメントから何が得られたかに基づいて行われるべきである」（p.83, 斜体は著者らによる）．

# 附録C

# 臨床家は，報告書の中でどのように ストレングスや脆弱性を表現しているか

　様々な精神保健，矯正，およびアディクションサービスにいる臨床家にとって，クライエントのストレングスや脆弱性について記述することは習慣的なものである．STARTの20の動的項目の匿名の具体例は，日常のプログレス・レポート（カルテ）から抜粋・改変されたものである．目的は，いかに多様な臨床家が，日々の実践の中で，脆弱性とストレングスの両方を考慮に入れながら自分の意見を構成しているかを示すことである．臨床家がこの分析的，記述的プロセスを系統的に行う（つまり，STARTの20項目すべてに注意を払う）ことで，この自然に生じるプロセスを促進していけると，著者らは考えている．

## 項目1：ソーシャルスキル

*脆弱性*

　Xさん（女性）は，人とのつながりが，自分にとっても他人にとっても，重要な保護要因であることを認識しているが，そのようなつながりを持つことができずにいる．

*ストレングス*

　スタッフはB氏（男性）が協力的で友好的であると言っている．他の患者たちと交流し，病院敷地内や隣接するコーヒーショップで過ごしている．

## 項目2：人間関係

*脆弱性*

　E氏は，警戒心が強く，防衛的である．非常に浅薄な治療同盟しか築けていない．

*ストレングス*

　Pさんは，妹および2人の長年の友人との関係を保つために大変な努力をするようになりはじめた．彼女はとても人に気遣い，思いやりがある．

## 項目3：就労

*脆弱性*

　J氏は，スタッフの多大なる努力にもかかわらず，有給雇用に対して何ら関心を示さな

い状態が続いている．彼はボランティアをすることさえ拒否する．

*ストレングス*

V氏はつい最近までテレマーケティング業界で雇われていた．この仕事はうまくいき，1年以上続いた．今，彼はもっとやりがいのある仕事を求めており，3つの就職口の面接を受けたところだ．

### 項目4：余暇活動

*脆弱性*

Pさんはこれまで，新しく暮らし始めた地域住居において提供されている多くの余暇活動プログラムや，プロジェクトを利用することを拒否してきた．作業療法士を含めたこちらのスタッフは，彼女がこうした活動に従事できるよう，援助しようとしてきた．しかしながら，彼女は強く抵抗している．彼女はアパートの中にいて，ほとんどの時間，テレビを見て過ごしている．今のところ，身体的，精神的健康を維持することの重要性を認識できないようである．

*ストレングス*

過去5週間のあいだ，M氏は着実に活動量を増やしてきた．地元の図書館でコンピューター教室に通っており，この病院では絵画の入門クラスをとり，近隣のコミュニティカレッジでは，時事問題の討論グループに入っている．今，彼は，食事の準備について，少し指導を受けたいと考えている．彼はすべての活動の内容と，そこから少しずつ芽生えている友人関係を楽しんでいる．

### 項目5：セルフケア

*脆弱性*

Nさんのセルフケアは，どんどん悪化し，ついには潰瘍ができるところまでいってしまった．さらに，彼女の足はひどい真菌感染に侵されている．

*ストレングス*

M氏は，セルフケア行動をとるために，促しを必要としている．しかし，2カ月前に比べるとはるかに見苦しさが減った．自分の見た目と身繕いが，自己イメージに良い影響を与えることに気づき始めているようだ．

### 項目6：精神状態

*脆弱性*

Dさんはいまだに極めて妄想的である．今のところ，彼女に何を話しかけても意味を歪められてしまう状態である．

*ストレングス*

Pさんは，内的刺激には反応しない．彼女の発話は明瞭で静かである．自発性は最低限しかないが，反応は遅くない．思考もシンプルであるが，焦点化されている．

### 項目 7：情動の状態

*脆弱性*

Yさんは，とても抑うつ的で涙もろく，自殺念慮さえあるかもしれない．

*ストレングス*

S氏の気分はきわめて安定している．たいていの場合，一貫して肯定的で，楽観的であるが，それでも適切な気分の幅はあり，それについて気楽に落ち着いて語ることもできる．

### 項目 8：物質使用

*脆弱性*

ストリートドラッグと飲酒をやめようという動機づけは，もう何年間も欠けている．3年前，M氏は薬物リハビリテーションプログラムを修了した．しかしプログラム修了後6週間で再び薬物を使い始め，使い続けている．使う量を減らそうという持続的な意志を示すことはない．

*ストレングス*

Fさんは，過去も現在も飲酒や違法薬物使用の既往はない．

### 項目 9：衝動コントロール

*脆弱性*

Qさんは，今も生活を出たとこ勝負で過ごしており，衝動的に行動して，結果を考えたり，妥協したり，行動を遅らせたりすることはほとんどない．

*ストレングス*

A氏は，母親とのやりとりに，持てる限りの忍耐力をすべて使っている．表面的には，怒りや不満をコントロールしており，母親にあおられても忍耐している．

### 項目 10：外的誘因

*脆弱性*

L氏の直近の衝動的行動および自殺行動には，前妻との諍い，家族からのサポート欠如，ギャンブリング，経済的問題など，いくつもの心理的ストレスが先行していた．

*ストレングス*
T氏の新居は，町の犯罪多発地域にあるとはいえ，彼はその影響を受けることなく，以前に比べるとはるかに秩序だった生活を送っている．

### 項目 11：ソーシャルサポート
*脆弱性*
U氏は，病院システムの外では，基本的に援助者が全くいない．
*ストレングス*
S氏はこの数年，行き来を絶っていた父親と再びつながりをもつようになった．彼は，彼女を援助するという決意を表明した．

### 項目 12：物的資源
*脆弱性*
P氏は，自分の収入の額もリソースについても全くわかっておらず，予算を立てるという能力もない．それゆえ，彼は財産管理が出来ないと最近認定された．財産管理責任は，公的管財人が担うことになった．
*ストレングス*
Y氏は住居への満足を表明しており，協会のソーシャルワーカーからのサポートを継続的に受け入れている．彼は自分で買い物をし，金銭の管理もしている．

### 項目 13：態度
*脆弱性*
先週，グループのひとりがタクシーに乗るお金がないと言ったのに対し，T氏は「タクシー運転手から奪えばいいよ」と言った．
*ストレングス*
G氏は，家族に対して以前よりもはるかに思いやりを示すようになってきた．もはや，他の人に対してけんか腰で話すことはなくなった．

### 項目 14：服薬アドヒアランス
*脆弱性*
B氏は投薬が自分には少しも役に立たないと思い込んでおり，薬は不要だと述べている．
*ストレングス*
C氏は，服薬から来る日中の鎮静を避けるために，抗精神病薬の筋肉注射にしてほしい

と求めている．それに従い……のデポ注射を開始した．この変更によってこれまでのところ問題もなく，満足な結果が得られているようだ．

### 項目 15：ルール遵守
*脆弱性*

Oさんは，先日の精神医療審査会で完全退院の許可を得られたので，もはや遵守事項には何ひとつ従わなくてよいと誤って思い込んでいる．

*ストレングス*

X氏は，彼に課せられたすべての条件に従った．揺り戻しや再発は何もなかった．制約についても，機嫌良く従っており，そのため少しずつ縛りが緩くなってきている．

### 項目 16：素行
*脆弱性*

直面化させられると，Z氏は通常，黙り込んで抵抗を示し，感情や声のトーン，ふるまいが変化する．病棟のルールにも従わない．

*ストレングス*

W氏はとても几帳面にルールや規則を遵守する．彼に課せられている遵守事項は数少ないが，それにも完全に従う．与えられた特典は，賢い使い方をする．彼のスタッフや他の人に対するマナーは模範的である．礼儀正しく，気が利く．

### 項目 17：病識
*脆弱性*

O氏は「治った」と言い続けている．過去と同じように，「一時的な統合失調症」について語るが，その病名の症状については何も説明することができない．彼はいまだに自分の対象行為が事故であり，活発な精神病とは何の関係もなかったと信じている．

*ストレングス*

Nさんは，自分がなぜあのような常軌を逸した行動をとったのか，なぜ息子をあんなに危険な状態にさらすことになったのかについて，今では完全に理解している．

### 項目 18：計画
*脆弱性*

P氏は将来に対して，何ら明確な計画をもっていない．何か計画があるとしても，話そうとはしない．

*ストレングス*

来週,家族のもとに退院したら,F氏は毎日病院に,その日の報告をすることになっている.家族との間には,明確で,よく練られた同意書があり,そこには家族が責任をもって彼の行動をモニタリングし,サポートを提供することが書かれている.家で安定したらすぐに,コミュニティカレッジのパートタイム学業に戻る予定だ.

## 項目 19:対処

*脆弱性*

L氏は,ハーフウェイハウスから地域の住居へ移行しようとしており,それなりにうまく進んでいるようだ.しかし,まだ十分に落ち着いたとは言い難い.実際,とても緊張して心配しているように見える(いくつかのことについて心配しているが,その一部は既に対処済みのことである).さらに,父親が最近癌と診断され,彼はそのことで深く動揺している.

*ストレングス*

Fさんは,彼女が現在抱えている多くの問題(例.想定外の失職,3歳の娘が暫定診断とはいえADHDと診断されたこと,家賃が上がったこと)のことを考えると,驚くほどうまく生活を管理できている.

## 項目 20:治療反応性

*脆弱性*

Lさんの参加は,自分が新しいスキルを学びたいからというよりは,外側から言われてのものである.グループの他の人たちが日常的にそうしているにもかかわらず,彼女は自分の個人的体験や課題について共有するのを嫌がる.

*ストレングス*

Eさんは,薬物療法に対して,安定して持続的な反応を示している.その結果,陽性症状が改善し,軽度から中等度の残遺症状ないし陰性症状があるのみである.処方内容の変更は考えられていない.

### 附録 D

「心配な転帰」のリスクと治療反応性の短期アセスメント
Short-Term Assessment of Risk and Treatability

# START
## 簡易マニュアル

**Mary-Lou Martin**
*St. Joseph's Healthcare Hamilton*
*McMaster University*

**Christopher D. Webster**
*Simon Fraser University*
*University of Toronto*

**Johann Brink**
*BC Mental Health & Addiction Services*
*University of British Columbia*
*Simon Fraser University*

**Tonia L. Nicholls**
*BC Mental Health & Addiction Services*
*University of British Columbia*
*Simon Fraser University*

**Sarah L. Desmarais**
*University of South Florida*

Version 1.1, May 2009

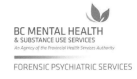
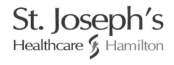

# 解　説

　STARTは，研究に基づく，リスクと治療反応性の動的アセスメントをするための臨床実践ツールである．評価されるリスクには以下が含まれる：1）対人暴力のリスク；2）自傷リスク；3）自殺リスク；4）無断退去リスク；5）物質乱用リスク；6）セルフネグレクトのリスク；および7）他者からの被害に遭うリスクである．その他の事例独自リスクを考慮に入れてもよい．既存の専門知識と最近公表された研究結果に基づいて作成された．このツールは，多職種で使用することを意図している．上手く使いこなすには，評価のプロセスに注意を払わなくてはならないため，臨床グループやチームにおいて導入し，継続して使用する必要がある．

## 目　的

- アセスメントが包括的になることを保証する――事例検討や評価が綿密になるように，そしてその内容が現代的で専門的な基準を満たすよう，補助するため．
- 同僚間のコミュニケーションの一貫性と正確性を達成する――臨床用語が適切に定義づけされることによって，意味が一貫するようにする．
- 自他に対するリスクの臨床アセスメントを導き，構造化する――日単位，数週間単位の短期間についての実際的決断を助けるため．
- 時間経過の中で，行動，態度，情動の状態をモニタリングする――毎回の事例検討や評価ごとの患者の変化を測るため．
- 患者の対人接触，余暇活動，就労の機会を最大限にするような治療プログラムと介入に導入する．
- 個別クライエントの特徴的リスク兆候が同定され，援助機関の間で共有されるようにする――再発やリスク増加（他害，自殺，無断退去，物質乱用，セルフネグレクト，被害）のサインが確実に伝わるようにするため．

## START 使用が想定されている状況

- 精神科や司法精神科の入院病棟
- 保護観察，精神保健観察
- 特定のプログラム

　STARTは以下を意図していない：
- 危機の時のリスクを評価し，管理すること；
- 確立した統計をもつ暴力予測ツール；

附録 D

- 通常の臨床記録業務の代わりとすること；
- 正式な精神医学的検査や心理検査；
- ヒストリカル要因の系統的評価を省くための手段（本附録の表1参照）.

## STARTの基本設計

　STARTの全体構成は，この簡易マニュアル（附録 E）のすぐ後にある STARTサマリーシートに見ることができる．4つのメイン部分に分かれている：

1. 人口学的情報，および，現在の病院内および法律的身分を示す項目；
2. 項目と特徴的リスク兆候；
3. リスクを見つけ，伝えるための一連の項目；
4. 現在のマネジメント手段を記載し，計画を説明し，健康上の懸念事項を書くセクション．

　STARTは多職種チームで使用することを意図してデザインされているが，対象者をよく知り，カルテなどの記録や紹介または再拘留の理由などに精通している個人が評価してもよい．チームで評価を行い，各人が特定の項目やセクションの記入を担当するときには，チームの中の誰か1人が，STARTが正確に完了されるように全体の説明責任をとらなくてはならない．サマリーシートには署名し，日付を付すこと（最下部）．

## 20のSTART項目のスコアリング

　簡易マニュアルの中には，項目の簡潔な説明が書かれており，包括マニュアルの中にもフルの説明がある．実施する前には，詳しく学んでおくべきである．この尺度では，各項目につき，2つの3段階尺度で得点化する．1つは脆弱性に関する尺度で，もう一方はストレングスの尺度である．どちらも0（明らかに脆弱性またはストレングスがない／最低限），1（中等度の脆弱性，中等度のストレングス），または2（高い脆弱性，高いストレングス）でスコアをつける．項目ごとに，ストレングスの程度と脆弱性の程度が評価される．例えば，精神状態の項目では，その個人が重症だが限局的な被害妄想を呈している場合は，脆弱性が2と評価されるが，その他の精神機能が正常であれば（かつ，その妄想がリスク行動を増やす可能性がなければ），ストレングス評価が1または2ということすらありうる．ストレングス尺度と脆弱性尺度は，互いに独立しているとみなされる．例えば，ストレングス項目の評価点が高いからといって，高い脆弱性得点がつかないとはいえない．

　STARTの目標は，個人について，異論の余地のない「正確な」得点に達することでは

ない．むしろ，(つまり，スタッフ間のコミュニケーションの正確性を向上させるために)意味づけされた項目セットを用いて，リスクと治療反応性についての包括的なアセスメントを促すことにある．と言いつつも，時間の経過および経験によって，一緒に作業をしてきた同僚の間では，どちらの尺度で0，1，2の区別をするときでも，信頼に足る合意ができるようになることが期待される．

　すべての項目のスコアリングを，定義に従って行うことが非常に重要である．そのためには，簡易マニュアルで説明されている項目に常に注意を払う必要がある．STARTガイド全体に注意を払えれば，なお良いだろう．よほどのことがない限り，項目を省略すべきではない（あるいは十分に考えずに脆弱性0，ストレングス0とするのもすべきではない）．

## 事例独自項目のスコアリング

　評価者は，20項目リストに加えて，事例に確実に関係するが，標準セットには含まれない変数を足すとよいだろう．この中には，身体疾患が含まれるかもしれない．ガイドにはより詳細が記されている．

## キー項目と重要項目

　STARTの重要な特徴は，臨床家が，脆弱性項目で「重要」と思われる項目と，ストレングス項目で「キー（鍵となる）」項目を指し示せることにある．脆弱性尺度に2点がつくということは，その項目がリスクの観点からの影響が際立っているか，さらに／あるいはリスクの切迫性を下げるためには相当な努力が必要となることを示している．脆弱性項目に2点がついたからといって，必ずしもその項目を重要項目としなくてもよい．

　同様に，特定のストレングス項目に2点がつくことは，その領域に対象者が肯定的属性をもつことを示す（例．就労，精神状態，またはどの20項目や追加された事例独自項目でも）．しかしながら，だからといって，それを「キー項目」としなければならないわけではない．

## 特徴的リスク兆候

　精神疾患をもつ人の一部ではあるが，少なからずの者では，精神病性の症状や抑うつ症状，あるいはその他の症状の出現があまりに微妙な感じで始まるため，最初は一見すると病状と関係なく見える．繰り返される再発を通じてその人と親しくなるにつれ，一見すると無関係に見える症状が，特徴的リスク兆候であることがようやくわかってくる．特徴的リスク兆候は，不変であるがために，切迫した再発や自他に対する暴力のリスクの高まりを，安定的に予測するのに役立つかもしれない．STARTサマリーシートには，臨床家や

研究者が特徴的リスク兆候を書き込めるスペースが用意されている．このことによって，特徴的リスク兆候のような重要な情報をクライエントのケアに関わるすべての者に伝達することを促すことが意図されている．

### T.H.R.E.A.T.（緊急対応必要性）（訳者注：threat（脅威）との掛け詞になっている）

STARTサマリーシート（附録E）には，「緊急対応必要性」と書かれた記入欄が（右中段）ある．これは，現実的で（A），実行可能で（E），切迫した（A），標的の定まった（T）危害（H）の脅威（T）（Threat of Harm that is Real, Enactable, Acute, and Targeted）を意味する頭字語である．特定リスクの推定の一部に含まれる．深刻で切迫した自他に対するリスクが存在しているときに，そのことを記述できるように含まれている．「はい」か「いいえ」で簡潔に記入する．「はい」に印がつく場合には，そのリスクに注意を向けることが最優先事項という意味になる．事態が落ち着いたら，「緊急対応必要性」で得られた情報をもとに，STARTの20項目，1つまたは2つの事例独自項目，そして重要なのが既往歴のいくつかに反映させる．

### 特定リスクの推定

7つの特定リスクの推定に際しては，臨床判断が必要である．これら評価を提供するときには，同僚諸氏は，あらゆる情報を活用しなくてはならない．評価のための意見は，かなりの部分，具体的な情報に基づくことになるだろう．本当に役に立つ臨床的なリスクアセスメントは，明確に記述された特定の期間内に自他に対する*特定のタイプの危害のリスク*が高まるのは*誰*で，どのような*条件*が揃ったときにリスクが実行される可能性が高くなるか，について同定する．このことを記述するために，STARTサマリーシート中にも，罫線が書かれたスペースが確保されている（附録Eの下部）．

同僚諸氏は，ケアを受けている個人が発する言葉が，危害の意図を示しているかどうかに注意を払うだろう．それだけでなく，暴力的な空想，それも自他を傷つけるための信憑性のある計画を伴っているときには特に細心の注意を払うことだろう．

20項目の脆弱性項目のいくつかに高い点がついていたとしても，必ずしも特定リスクの推定で高リスクの評定をつけるべきだということを意味するわけではない．同様に，項目のほとんどに低い点がついていたとしても，7つの特定リスクの推定のどれかに低リスクをつける根拠になるわけではない．時には，現在の項目ではリスクを完全に捉えきれないために，1つか2つの項目だけで極めて高いリスクを示す者もいる．こうした複雑性については，包括マニュアルで取り扱う．

読者は，STARTサマリーシートには，その個人に当てはまるリスク（1つあるいはそれ以上）を具体的に書くための罫線も用意されていることに気づくだろう．

### 現在のマネジメント方法*

このセクションにはクライエントの現在の観察レベルと特権を記入する．このセクションは，START の使用場所の方針によって，適宜，修正する必要があると著者らは考えている．

### 現在のマネジメント計画*

このセクションには，評価者がリスクマネジメント計画の骨子を簡潔に書くことができる．

### 健康問題／医学的検査

項目一覧の下のスペースには，気になる健康状態，必要な医学検査，心理検査，看護検査等の検査や評価についてメモできるようになっている．それだけでなく，自他へのリスクを高めかねない身体疾患についても列挙しておく（例．管理できていない血糖値，発作傾向，処方薬の副作用）．リスクを高める身体状況については，かなり顕著な場合，事例独自項目に含めるべきかもしれないことに留意されたい．

---

* これらの見出しについては，START が使用される場所の方針や手続きに従って書き直す必要があるかもしれないことを，著者らは認識している．

附録D

# 項目説明

START項目の評価は通常，前回の評価時点から過去2,3カ月間の機能について，または，前回の評価時点から現在までの機能について行う．

| キー項目 ○ | ストレングス | | | 脆弱性 | | | 重要項目 ○ |
|---|---|---|---|---|---|---|---|
| | 2 最大限に存在 | 1 中等度に存在 | 0 最低限存在 | 0 最低限存在 | 1 中等度に存在 | 2 最大限に存在 | |

### 1. ソーシャルスキル

感じが良い．礼儀正しい．グループ活動に参加する．会話を始める．コミュニケーションスキルがある．社会的に適切な行動．人との交流状況に満足している．

人との交流を避けている．孤立／引きこもり／内気．一匹狼．関係構築が難しい．マナーの欠如．コミュニケーションがうまくとれない．未熟．押しつけがましい．

### 2. 人間関係

共感的．思いやりがある．相互関係が結べる．人と仲良くする．友人関係や親密な関係を築き，それに価値をおく．他者とうまく付き合う．他者に親しみを感じることができる．対人関係に満足している．行動が他者にどのように影響するか判断できる．親しい関係を作れる，そして治療同盟を結べる．

軽薄な．信頼できない．よそよそしい．思いやりのない．他者に付け込む．人を操作する．挑発する．他人を物とみなす．対人関係に満足しない．人を騙そうとする．友好的でない．人間関係を維持できない．共感性を欠く．治療同盟を結べない．虐待的関係の中で利用されている．

クライエントは少なくとも1人の専門家と治療同盟（TA）を結んでいるか？　　はい／いいえ

### 3. 就労

教育と仕事の価値を理解している．機会を求めている．喜んで助言を受ける．経験や技術に見合った適切なレベルから始めることに同意する．信頼できる．時間通りに割り当てられた仕事ができる．健全な就労習慣がある．クラスや職場において自発性をみせる．

教育や仕事に関心がない．機会が与えられたときに従事することができない．学校や職場に来ない．常に遅刻する，または全く出席／出勤しない．最小限の業務を完了するのに過剰な支援を必要とする．参加を拒否する．

### 4. 余暇活動

余暇の機会に気づく．余暇時間を建設的に使っている．余暇活動を楽しむ．自分や他者のために余暇の活動を計画する．興味や趣味を広げるための援助を受けることに前向きだ．定期的に運動をする．

ほとんどの時間，運動しないでじっとしている．余暇への参加を望まない．新しい活動や向社会的な活動への参加を拒否する．趣味や興味を持っていない．定期的に運動をしない．

| キー項目 ○ | ストレングス | | | 脆弱性 | | | 重要項目 ○ |
|---|---|---|---|---|---|---|---|
| | 2 最大限に存在 | 1 中等度に存在 | 0 最低限存在 | 0 最低限存在 | 1 中等度に存在 | 2 最大限に存在 | |

### 5. セルフケア

基本的な個人衛生を保つ．パーソナルスペースを満足のいく状態で維持すること．適切な服装．正常な睡眠パターン．正常な食生活パターン．健康指導を受け入れる．

最低レベル以下の個人衛生しか保たれていない．パーソナルスペースが散らかっていて，かつ／または汚い．独特な，または不適切な服装．問題のある睡眠パターン．問題のある食生活．問題のある水分摂取量．

### 6. 精神状態

思考の安定性と焦点．柔軟性を維持できる．一貫性がある．論理的，抽象的，そして革新的な思考を示す．

まとまりのない思考．強迫観念または固執的思考．妄想．幻覚．思考の貧困．観念奔逸．混乱．失見当．注意や記憶機能の低下．

### 7. 情動の状態

機嫌が良い．ユーモアのセンスがある．希望がある．情動面に回復力がある．情動を経験することができる能力．状況に適した気分．

抑うつ状態．不適切に高揚した気分．不安定さ．悲観的．情動的に引きこもる．無気力な．無価値感．絶望感．怒りっぽさ．怒り．制約された情動．

### 8. 物質使用

断薬・断酒する．節酒する．摂取量を制限する．責任を負う．関連法規を遵守する．他人を悪影響から守る（すなわち，無責任な使用の結果を認識している）．治療を受け入れる（必要な場合）．

物質使用の影響下で自己または他人に有害な影響を与える．違法物質の使用．見境のない摂取．処方薬または処方されていない治療薬を不適切に摂取する．治療の必要性を否認する（必要な場合にも）．制御不能の使用．中毒．依存．

### 9. 衝動コントロール

抑制がきいた．落ち着いた．自制的な．慎重な．制御された．行動する前に考える．結果を考慮する．欲求不満耐性が高い．

神経が高ぶった．言動に一貫性のない．コントロールを失った．興奮した．危険をかえりみない．衝動的．その場のはずみで行動する．結果を予測しない．欲求不満耐性が低い．

### 10. 外的誘因

向社会的な仲間．適切な生活状況．変化する状況や圧力に関係なく行動する．簡単に影響を受けて無責任な行動や違法な行動をとるようなことはない．

悪影響を及ぼすような仲間に感化される．不適切な環境に影響を受けやすい．特定の外的な不安定化要因に影響される．環境の変化に影響を受ける．武器を使える環境にある．

附録 D

| キー項目 ○ | ストレングス | | | 脆弱性 | | | 重要項目 ○ |
|---|---|---|---|---|---|---|---|
| | 2 最大限に存在 | 1 中等度に存在 | 0 最低限存在 | 0 最低限存在 | 1 中等度に存在 | 2 最大限に存在 | |

### 11. ソーシャルサポート

| 家族，友達，専門家，周囲の人々からソーシャルサポートを受けている．十分な社会的ネットワークがある． | ソーシャルサポートを利用できない，あるいは受け入れられない．社会的ネットワークが不十分である． |
|---|---|

クライエントは効果的なピアサポート（PPS）を受けていますか？　　はい／いいえ

### 12. 物的資源

| 十分な財産／収入がある．経済的に困窮していない．責任ある金銭管理ができる．安定し，十分な住居環境がある． | 経済的に制約されている．無責任な金銭管理．多額の借金がある．金銭計画の支援を受け入れない．貧困，あるいは，不安定な住居．食べ物，交通機関による移動，ヘルスケア，手ごろな気晴らしや娯楽に使えるお金を持ち合わせていない． |
|---|---|

### 13. 態度

| 向社会的．適切に自信がある．礼儀正しい態度．寛大である．後悔する（必要に応じて）．誠実である．率直である．他者に配慮する．他者に寛容．正当な権威に敬意を払う．適切な自尊心．素直に受け入れる． | 向犯罪的．攻撃的．誇大的．冷淡．無慈悲．自己愛的．自己中心的．共謀的．敵対的．不誠実な．共感を欠いた．攻撃的帰属スタイル．すぐに腹を立てる．憤慨している．自尊感情に問題を抱えている． |
|---|---|

### 14. 服薬アドヒアランス

| 責任をもって服薬管理ができる．処方薬の効能と，どうしたら副作用を最小限にできるか，なくせるかについて理解する努力をする． | 服薬せず，特定の種類の薬だけを受け入れる．同意した服薬計画に従わない． |
|---|---|

注：該当しない（服薬していない）場合は N/A と記す．この項目は，精神科以外の薬物治療についても適用する．

### 15. ルールの遵守

| ルールと法的に定められた条件に従う．制限事項が何のためにあるのかを理解しようとする．求めに応じて検体を提供する． | ルールや条件の背景にある理由を理解しようとしない．ルールに従わない．条件に対して文句を言って従う．尿検査，血液検査，その他の定期的な検査を受けることを拒否する．検体をすり替える． |
|---|---|

| キー項目 ○ | ストレングス | | | 脆弱性 | | | 重要項目 ○ |
|---|---|---|---|---|---|---|---|
| | 2 最大限に存在 | 1 中等度に存在 | 0 最低限存在 | 0 最低限存在 | 1 中等度に存在 | 2 最大限に存在 | |

### 16. 素行

責任を引き受ける．法律に従う．財産を尊重する．時間を守る．ポジティブな雰囲気を作る．配慮ができる．自分や他者の安全，居心地良さ，ケアに気を配る．社会的な文脈に応じて行動を調整する．

逃走する．立てこもる．脅す．放火する．財産を破壊する．傷害．盗む．破壊する．他者をおとしいれる．正当な理由なくスタッフについて繰り返し文句を言う．侮辱する．からかう．反抗的である．容認されない性的行動をとる．怖がらせる．いじめる．人種差別的，性差別的，あるいはその類の発言をする．他のクライエントたちとのアセスメント，治療，マネジメントの邪魔をする．自傷をする．

### 17. 病識

自分のストレングスと限界に気づいている．思考と行動の間のつながりを理解している．自分の状態と環境の説明に事実を使う．精神障害，パーソナリティ障害，物質使用障害を理解し，介入の必要性を理解している．自分の個人的なリスク要因とそれをマネージする必要性を理解している．早期の段階で再発の兆候（注意サイン）を認識する．

自覚がない．自分の行動の背後にある動機を理解していない．精神障害，パーソナリティ障害，物質使用障害を否認し，介入の必要性を否認する．自分の個人的なリスク要因を特定し，管理しない．再発の早期の兆候（注意サイン）を認識していない．

### 18. 計画

社会的に受け入れられる内容．現実的．焦点が定まっている．未来志向的．目標志向的．短期的，長期的目標を達成するための計画がある．

目標がない，あるいは曖昧．非現実的．受け入れられない内容．短期的計画も長期的目標もない．

### 19. 対処

問題を効果的に，自律的に解決する．助けを求め，それを利用する．動揺したり心配になったりする状況に対して，ポジティブな側面を見つける．ストレスをマネジメントする．レジリエンスがある．順応性がある．移行期を満足いくようにマネジメントする．

かなりの助けがないと問題解決ができない．プレッシャーのもとで混乱する．クライシスのときに個人のリソースをうまく集結できない．困難のもとで動けなくなったり，挫折したりしてしまう．レジリエンスを欠く．順応性に問題がある．クライシス，移行期，そして現実の，想像上の，あるいは予測される喪失に取り組むことが難しい．

| キー項目 ○ | ストレングス ||| 脆弱性 ||| 重要項目 ○ |
|---|---|---|---|---|---|---|---|
| | 2 最大限に存在 | 1 中等度に存在 | 0 最低限存在 | 0 最低限存在 | 1 中等度に存在 | 2 最大限に存在 | |

### 20. 治療反応性

| | |
|---|---|
| 有益と思われるようなプログラムや治療に参加する．協力的．成功を望む．単に「よく見える」，あるいは「模範患者」としてみられるのでは満足しない．生物・社会・心理学的治療によく反応する． | 変化しようとすることに意義を見いださない．参加しない．非協力的．プログラムへの参加が何らかの義務であるときは単に「形の上でだけ」参加する．生物・社会・心理学的治療に反応しない． |

### 21. & 22. 事例独自項目

自傷他害リスクを高めるパーソナリティ特徴や外的誘因は，人によって大きく異なる．20項目中に含まれる以上の要因を，しばしば考慮しなければならない．アセスメントの対象となっている個人に独自の項目についての考慮を促すように，2つの事例独自項目が含められた．これらは，記入して使用する項目になる．評価者は，さらに，特定の事例について，肯定的・保護的・リスク低減的に機能する可能性のある項目を導入し，評価することが求められる．また，評価者は，自傷他害リスクにつながりかねない特定の健康問題（例．正常値を超えた血糖レベル，一過性脳虚血発作，処方薬相互の作用など）にも注意を払うこと．

### 既往（ヒストリカル要因）の重要性

　STARTは，現在と直近の未来のために使用することが意図されている．自傷他害リスクとの関連が知られている過去の要因（例．12項目のVRAG，HCR-20の20項目の内のHスケール，LSI-R）に対する丁寧なアセスメントでもって補完されるべきである．過去の情報の中から収集すると役立つ項目を表D1に挙げた．

**表 D1. リスク，脆弱性，およびストレングスの評価において考慮すべき要因**

### 社会的既往歴

家族歴
小学校時代の適応
教育歴
精神科の家族負因
就労歴
16 歳未満での親との別離
ソーシャルネットワークはどの程度サポートになっているか
婚姻歴
親密な他者とのつながり歴
暴力の自己報告
過去にどの程度被害に遭ったことがあるか

### 精神科既往歴

精神科入院歴
主要精神疾患（精神病）の既往
パーソナリティ障害の既往
物質乱用歴
障害の発症年齢
自傷行動歴
物質使用歴
治療遵守歴
過去の治療の成功または失敗
無断退去の既往
自殺企図の既往
最近の自殺関連行動
衝動的行動の既往

## 過去の司法との関わり

逮捕歴（対物犯罪）
逮捕歴（対人犯罪）
有罪歴（対物犯罪）
有罪歴（対人犯罪）
受刑歴
指標犯罪の深刻さ
犯罪行動が始まった年齢
暴力的行動歴
性犯罪歴
武器使用歴
仮釈放遵守事項違反歴
逃亡歴

## 現在の臨床状態

現在の自殺念慮
将来についての絶望感や両価性
精神障害
現在，薬物／アルコールの影響下にある，または離脱状態
重大な身体疾患または身体障害
衝動性
不安

## 現在の社会的状況

社会的孤立
サポートシステムが乏しいまたは機能不全
最近の喪失体験またはストレス（例．死別，解雇，離婚）
ホームレス
失業

## アセスメント／検査データ

知能検査結果
パーソナリティ検査結果
怒り／敵意の尺度の結果
衝動性尺度の結果
神経心理学的検査結果
PCL-R, PCL:SV スコア
VRAG スコア
HCR-20 スコア
LSI-R スコア
SIR スコア

## HCR-20\*のヒストリカルスケール 10 項目

- H1　過去の暴力
- H2　最初に暴力を行ったときの年齢が低い
- H3　関係の不安定性
- H4　雇用問題
- H5　物質使用の問題
- H6　主要精神疾患
- H7　サイコパシー
- H8　早期の不適応
- H9　人格障害
- H10　過去の監督の失敗

---

\* 訳者注：HCR-20 第 2 版

附録 E

# 附録 E

BC MENTAL HEALTH & SUBSTANCE USE SERVICES
FORENSIC PSYCHIATRIC SERVICES

St. Joseph's Healthcare Hamilton

氏名＿＿＿＿＿＿＿＿＿＿＿＿＿
カルテ番号＿＿＿＿＿＿＿＿＿＿＿
男□ 女□　生年月日＿＿＿＿＿＿＿＿

## START サマリーシート©

診断：DSM-Ⅳ-TR □　ICD-10 □　　1＿＿＿＿＿＿＿　2＿＿＿＿＿＿＿
　　　　　　　　　　　　　　　　　3＿＿＿＿＿＿＿　4＿＿＿＿＿＿＿　5＿＿＿＿＿＿＿

処遇：　　　　□ 入院　　□ 外来　　□ 矯正
評価目的：□ 紹介　　□ 入院　　□ 再評価　　□ その他（＿＿＿＿＿＿＿）
START 評価間隔：＿＿＿　年　月　日　〜　＿＿＿　年　月　日

| キー項目 | ストレングス 2 1 0 | START 項目 | 脆弱性 0 1 2 | 重要項目 | 特徴的リスク兆候 | | | | | |
|---|---|---|---|---|---|---|---|---|---|---|
| ○ | □ □ □ | 1. ソーシャルスキル | □ □ □ | ○ | | | | | | |
| ○ | □ □ □ | 2. 人間関係（TA：はい/いいえ） | □ □ □ | ○ | | | | | | |
| ○ | □ □ □ | 3. 就労 | □ □ □ | ○ | | | | | | |
| ○ | □ □ □ | 4. 余暇活動 | □ □ □ | ○ | 特定リスクの推定 | | | | | |
| ○ | □ □ □ | 5. セルフケア | □ □ □ | ○ | 既往 | リスク | 緊急対応必要性[*1] | | 低 中 高 | |
| ○ | □ □ □ | 6. 精神状態 | □ □ □ | ○ | ○ | 暴力 | いいえ □ | はい □ | □ □ □ | |
| ○ | □ □ □ | 7. 情動の状態 | □ □ □ | ○ | ○ | 自傷 | いいえ □ | はい □ | □ □ □ | |
| ○ | □ □ □ | 8. 物質使用 | □ □ □ | ○ | ○ | 自殺 | いいえ □ | はい □ | □ □ □ | |
| ○ | □ □ □ | 9. 衝動コントロール | □ □ □ | ○ | ○ | 無断退去 | | | □ □ □ | |
| ○ | □ □ □ | 10. 外的誘因 | □ □ □ | ○ | ○ | 物質乱用 | | | □ □ □ | |
| ○ | □ □ □ | 11. ソーシャルサポート（PPS：Y/N） | □ □ □ | ○ | ○ | セルフネグレクト | | | □ □ □ | |
| ○ | □ □ □ | 12. 物的資源 | □ □ □ | ○ | ○ | 他者からの被害 | | | □ □ □ | |
| ○ | □ □ □ | 13. 態度 | □ □ □ | ○ | ○ | 事例独自リスク： | | | □ □ □ | |
| ○ | □ □ □ | 14. 服薬アドヒアランス（□服薬無し） | □ □ □ | ○ | | | | | | |
| ○ | □ □ □ | 15. ルールの遵守 | □ □ □ | ○ | 現在のマネジメント方法 | | | | | |
| ○ | □ □ □ | 16. 素行 | □ □ □ | ○ | | | | | | |
| ○ | □ □ □ | 17. 病識 | □ □ □ | ○ | | | | | | |
| ○ | □ □ □ | 18. 計画 | □ □ □ | ○ | | | | | | |
| ○ | □ □ □ | 19. 対処 | □ □ □ | ○ | | | | | | |
| ○ | □ □ □ | 20. 治療反応性 | □ □ □ | ○ | 現在のマネジメント計画 | | | | | |
| ○ | □ □ □ | 21. 事例独自項目： | □ □ □ | ○ | | | | | | |
| ○ | □ □ □ | 22. 事例独自項目： | □ □ □ | ○ | | | | | | |

TA：治療同盟　PPS：有益なピアサポート　[*1] 現実的，実行可能で，切迫した，標的の定まった危害の脅威

健康問題／医学的検査：＿＿＿＿＿＿＿＿＿＿＿＿＿＿＿＿＿＿＿＿＿＿＿＿＿＿＿＿＿＿

リスクの定式化：／誰が／いつ／何を実行するのか／どの要因が予測または説明するか
＿＿＿＿＿＿＿＿＿＿＿＿＿＿＿＿＿＿＿＿＿＿＿＿＿＿＿＿＿＿＿＿＿＿＿＿＿＿＿＿

記入者：＿＿＿＿＿＿＿＿＿＿＿＿＿＿　日付：＿＿＿＿＿＿＿＿＿＿＿＿＿＿

START―「心配な転帰」のリスクと治療反応性の短期アセスメント（The Short-Term Assessment of Risk and Treatability: START）は，静的リスクと動的リスクの評価を通して，相互に関連することの多い7つの定義されたリスク領域をアセスメントするための，簡易臨床ツールである．7つのリスク領域とは，1）暴力のリスク，2）自傷のリスク，3）自殺のリスク，4）無断退去のリスク，5）物質使用のリスク，6）セルフネグレクトのリスク，および7）他者からの被害のリスクである．START は，有益な属性（ストレングス）を手頃な項目数で，リスク（脆弱性）とは区別してコーディングする機能を備えており，事例に独自の要因を記録することも可能である．START は多職種での使用を想定している（ただし，適切に訓練を受けた個別の臨床家による評価も可能である）．20 の動的項目の各々は，マニュアル中に示されている簡潔な説明に沿って，ストレングスと脆弱性の両方について評価，コーディングされる．その目的は，対象者ごとに単一の「正確な」スコアに到達することではなく，むしろ決まった定義づけられた一連の項目を用いてリスクと治療可能性についての包括的な評価を促進することである．START は，クライエントの機能および自他に向けられた暴力のリスクに特に関連すると思われる，個人ごとの「重要な」脆弱性および「キーとなる」ストレングスの同定と記録を手助けする．同様に，評価者は，具体的な介入や治療の計画に役立つような一人ひとりのストレングスを選別するよう推奨される．

---

ソーシャルスキル，人間関係，就労，余暇活動，セルフケア，精神状態，情動の状態，物質使用，衝動コントロール，外的誘因，ソーシャルサポート，物的資源，態度，服薬アドヒアランス，素行，病識，計画，対処，治療反応性

# 監訳者あとがき

　本書は *Short-Term Assessment of Risk and Treatability*（START）第 1.1 版マニュアルの全訳である．初版が 2009 年に出版された後，改訂が加えられ，2012 年に第 1.1 版が公表された．邦題は，何のリスクを判断するツールであるかを明確にする用語を入れて，『START―「心配な転帰」のリスクと治療反応性の短期アセスメント』とした．正確を期すためにややくどい邦題となったが，呼称の方は「START」を使っていただければと思っている．

　リスクアセスメントというと，暴力のリスクアセスメントを思い浮かべる人もいるが，司法精神科や一般精神科の患者の予後を考えるときに懸念される問題は，自殺や自傷行為，セルフネグレクトなど幅広く，暴力に限ったことではない．他者からの被害が懸念される患者もいる．しかも，リカバリーを支援するのであれば，本人の脆弱性（リスク）だけではなく，ストレングス（強み）も考慮したい，というのが臨床家の願いであろう．また，状態に応じた細やかなケアの提供のためには，向こう 10 年とか，1 年とかの間にその問題行動をとるリスクではなく，今後 3 カ月以内，長くても半年以内のリスクを知りたく思うであろう．

　こういった精神科現場の要請に応えるかたちでカナダにおいて開発されたのが START である．暴力だけでなく，自傷，自殺，物質乱用，セルフネグレクト，無断退去，他者からの被害，事例独自項目（患者独自の「心配な転帰」）のリスクを判断することにより，治療計画を立てることを目的としている．その際，構造化されたかたちで，脆弱性（リスク）だけでなくストレングス（強み）の評価も行う．そして評価時点から短期間内（平均的には 3 カ月）におけるリスクの判断を行い，治療計画を立てるのである．

　精神保健の専門家であれば単独で評価することも可能だが，多職種や多機関で使用することが想定されている．ケア会議などで，ああでもない，こうでもないと情報を出し合いながら，協働してリカバリーを支援する治療計画を立てるのに向いたツールである．患者本人との共有もしやすいことが強みである．

　最初はトレーニングを受けて，マニュアルを睨みながら評価する必要があるが，3 人分ほどつけた後は，担当患者についてであれば所要時間が 30 分弱，同じ患者についての繰り返し評価の場合は変わったところだけを変えるので，さらに短時間で評価できることを示した研究もある．このように日常臨床に取り入れやすいこともあり，英国では，保健省（2007）がリスク管理のベストプラクティスを支援するツールとして推奨するに至った．すでにカナダ，英国，アメリカ合衆国，ノルウェー，日本などでの予測妥当性も認められて

いる．

　「心配な転帰」の多くは，問題行動である．重要なのは，問題行動のリスクは変わるということだ．ハイリスクと評価される人は「危険な人」であると誤解されることがあるようだが，正確には「当面，リスクが高い」という意味にすぎない．リスクは治療によって変化するからである．STARTが何かと予後が心配な患者の治療を計画する際の一助となることを願っている．

　本書の訳出に際しては，紆余曲折を経て，監訳者所属の精神保健研究所地域・司法精神医療研究部の有志で取り組んだ．サポートしてくださった地域・司法精神医療研究部の藤井千代部長に感謝したい．訳語について，日本の司法精神科である医療観察法の現場で対象者のケア調整に関わっている社会復帰調整官の方々からのインプットを多大にいただいたことにこの場を借りて御礼申し上げる．また，出版にあたっては，星和書店の石澤雄司氏，桜岡さおり氏にお世話になった．翻訳終了後短期間のうちに出版を可能にしてくださったことに感謝申し上げる．

　　　2018年8月吉日

　　　　　　　　　　　　　　　　　　　　　　　　　　　　　　　　　菊池安希子

# 著者

**クリストファー・D・ウェブスター**（Christopher D. Webster）
Simon Fraser University
University of Toronto

**マリールー・マーティン**（Mary-Lou Martin）
St. Joseph's Healthcare Hamilton
McMaster University

**ヨハン・ブリンク**（Johann Brink）
BC Mental Health & Addiction Services
University of British Columbia
Simon Fraser University

**トニア・L・ニコルス**（Tonia L. Nicholls）
BC Mental Health & Addiction Services
University of British Columbia
Simon Fraser University

**サラ・L・デズマレ**（Sarah L. Desmarais）
University of South Florida

■訳

菊池安希子*（きくち あきこ）第1, 3, 4, 5, 6, 7, 9章，附録担当

河野稔明*（こうの としあき）第2, 8章担当

相田早織*（あいだ さおり）第4章担当

岡野茉莉子*（おかの まりこ）第4章担当

橋本恵理子*（はしもと えりこ）第4章担当

* 国立研究開発法人 国立精神・神経医療研究センター 精神保健研究所 地域・司法精神医療研究部

※翻訳は，原著者との契約に基づいて行われました．

■監訳

**菊池安希子**（きくち あきこ）

国立研究開発法人 国立精神・神経医療研究センター精神保健研究所 地域・司法精神医療研究部室長。博士（保健学），臨床心理士，精神保健福祉士。
1995年，東京大学大学院医学系研究科保健学専攻博士課程単位取得済み退学後，明治学院大学非常勤講師，国立精神・神経センター精神保健研究所流動研究員，東京大学保健センター助手を経て，2004年より国立精神・神経センター精神保健研究所司法精神医学研究部室長，組織改編により2018年より現職。2005年，マンチェスター大学臨床心理学科にて，ニコラス・タリア教授より精神病の認知行動療法を学ぶ。専門分野は司法心理療法，統合失調症の認知行動療法。主な訳書に『精神病かな？と思ったときに読む本：認知行動療法リソース・ブック』（共訳，星和書店，2012）『リカバリーをめざす統合失調症の認知行動療法ワークブック』（共訳，星和書店，2016）などがある。

---

START
「心配な転帰」のリスクと治療反応性の短期アセスメント

2018年9月8日 初版第1刷発行

| | |
|---|---|
| 著　者 | クリストファー・D・ウェブスター，マリールー・マーティン，ヨハン・ブリンク，トニア・L・ニコルス，サラ・L・デズマレ |
| 監修者 | 菊池安希子 |
| 訳　者 | 菊池安希子，河野稔明，相田早織，岡野茉莉子，橋本恵理子 |
| 発行者 | 石澤雄司 |
| 発行所 | ㈱星和書店<br>〒168-0074 東京都杉並区上高井戸1-2-5<br>電話 03（3329）0031（営業部）／03（3329）0033（編集部）<br>FAX 03（5374）7186（営業部）／03（5374）7185（編集部）<br>http://www.seiwa-pb.co.jp |
| 印刷・製本 | 株式会社 光邦 |

Printed in Japan　　　　　　　　　　　　　　　　　　ISBN978-4-7911-0989-0

・本書に掲載する著作物の複製権・翻訳権・上映権・譲渡権・公衆送信権（送信可能化権を含む）は（株）星和書店が保有します。

・JCOPY〈（社）出版者著作権管理機構 委託出版物〉
本書の無断複写は著作権法上での例外を除き禁じられています。複写される場合は，そのつど事前に（社）出版者著作権管理機構（電話 03-3513-6969，FAX 03-3513-6979，e-mail：info@jcopy.or.jp）の許諾を得てください。

## HCR-20 第2版
暴力のリスク・アセスメント　　　Christopher D. Webster ほか著
　　　　　　　　　　　　　　　　吉川和男 監訳
A5判　112p　定価：本体3,000円+税　岡田幸之，安藤久美子，菊池安希子 訳

司法精神科における患者の攻撃性の評価を目的に開発された評価スケール。3つのスケール（計20項目）から構成されており，問題行動の要因を巧みな組み合わせで評価。

## HCR-20　コンパニオン・ガイド
暴力のリスク・マネージメント　　Kevin S. Douglas ほか著　吉川和男 監訳
　　　　　　　　　　　　　　　　岡田幸之，安藤久美子，菊池安希子，
A5判　192p　定価：本体3,600円+税　福井裕輝，富田拓郎，美濃由紀子 訳

精神保健における暴力のリスク・アセスメントの世界標準ツール「HCR-20」を用いて具体的なリスク・マネージメントを計画・提供する際に必要となる情報を提供。

## 精神病かな？と思ったときに読む本
認知行動療法リソース・ブック
　　　　　　　　　　　　　　　　アンソニー・P・モリソン ほか著
四六判　304p　定価：本体2,000円+税　菊池安希子，佐藤美奈子 訳

「もしかして精神病」と思ったら？ 何が起きているかを理解し，回復への変化を起こす認知行動療法のやり方をステップごとに解説。ワークシートだけでなく診断にまつわる謎などの情報も満載！

## リカバリーをめざす
## 統合失調症の認知行動療法ワークブック
私の「ふつう」を取り戻すための技法を学ぶ
　　　　　　　　　　　　　　　　ダグラス・ターキングトン ら著
A5判　264p　定価：本体2,600円+税　菊池安希子，佐藤美奈子 訳

統合失調症などの精神病を発症すると，それまでの生活がずいぶんと変化する。本書は，病の渦中にいる状態から，自分にとっての正常を取り戻しリカバリーするための認知行動療法のスキルを提供する。

発行：星和書店　http://www.seiwa-pb.co.jp